薬を捨てる 糖尿病を治す

栗原 毅

健康人新書

廣済堂出版

はじめに

あなたは病院で処方される薬を「もらう」といいますか？　それとも「買う」といいますか？　ほとんどの人は「もらう」といっているのではないでしょうか。

たしかに病院で処方される薬は市販薬よりも安価ですが、決してタダではありません。しかも、処方料込みの料金を支払っているのです。ではなぜ、「もらう」などというのでしょう？　それは、国民健康保険制度があるからだと考えられます。

しかし、その国民健康保険が、今や危機的な状況にあることを知っていますか？

超高齢化を前に医療費の値上げ

気軽に「薬をもらう」などといえる時代は、すでに終わりました。

2018年4月から、国民健康保険を統括・運営する保険者が、「市町村」から「都道府県」に移行しました。これは社会保障制度改革のひとつで、2015年の「医療保険制度改革関連法」に基づく都道府県単一化によるものです。その結果、多くの国民の保険料の負担額が増えました。

これ以前に、2014年4月から、医療費の自己負担割合も引き上げられています。75歳以上の後期高齢者は1割負担ですが、収入が一定額に達すれば3割負担に。そして70歳以上は2割負担で、こちらも収入が一定額に達すれば3割負担です。

総務省の統計によれば、2016年9月時点で、日本の総人口に占める65歳以上の高齢者の割合は27・3%で、約3人に1人が高齢者。年をとれば病院に通う回数も増えます。人口がこのまま推移すれば、医療費の自己負担割合をさらに引き上げなければ、国民健康保険制度を維持することはできなくなってしまうといわれています。

今後、間違いなく少子〝超〟高齢化社会に突入することを踏まえれば、高齢者は病院にかかることすらできなくなってしまうかもしれません。いや、高齢者だけの話ではなく、国民健康保険の制度を支えるために、子や孫にまで大きな負担を背負わせることになってしまうのです。このような事態を回避するためにも、今のうちから意識して、医療費のかからない、薬を買う必要のない体づくりが大切です。

「栗原式・糖尿病対策」で着実に薬が減る！

私のクリニックには、糖尿病の薬が5～6数種類にも増えているのに、治る気配がなく、どうにかならないものかと最後の気力をふり絞って来院される患者さんが少なくありません。

たしかに患者さんにしてみれば、処方された薬をきちんと飲んでいるにもかかわらず、「血糖値が下がりませんね。今度はこの薬で様子を見てみましょう」と医師にいわれれば、「あ～そうですか」と納得してしまうもの。最初は1種類だった薬が次々と追加され続け、もはやどの薬が、何のために処方されているのかも把握しきれなくなっていくのでしょう。患者さんから、現在飲んでいる薬を見せられるたびに、その多さに驚かされます。

薬は万能ではありません。それどころか、人の体にとっては、毒になる場合もあります。私は肝臓の専門医として、このことに常に危機感を抱いています。

薬は肝臓で解毒され、体内に吸収されます。朝食後に複数の薬を解毒したかと思えば、昼食後にも、さらに夕食後にも解毒のために、肝臓は働かなくてはなりません。これが毎日続くのですから、疲弊して当たり前です。

私たちの体は薬からつくられたり、エネルギーを得ているわけではありません。食べたものによってつくられ、さらにそこからエネルギーを得ているのです。まず、このことに立ち返って、糖尿病と向き合う必要があります。

そこで、私が患者さんに指導しているのが本書で紹介する方法、**薬を使わない「栗原式・糖尿病対策」**です。まとめると次のようになります。

①血糖値を上げない食べ方を身につける。
②食べている栄養素に注目して、食べるバランスを少しだけ変える。
③適度な筋肉トレーニングをする。

糖尿病は生活習慣病です。**糖尿病を克服することができれば、高血圧や脂質異常などの改善**され、さまざまな薬を捨てることも期待できます。

健康情報難民から抜け出し、本気で薬を捨てる

現代はあまりにも健康情報が氾濫しています。いろいろな病院に通っても思うように治らないという人が、これらの情報を頼りにするのも無理のないこと。しかし、テレビをつければ健康番組、ネットを開けば健康情報と、あまりにも情報が多過ぎて、何をどう選べばいいのかもわからないまま、そのときどきの情報に翻弄されてしまう情報難民がなんと多いことか！

糖質制限がいいといわれれば、テレビ番組もネットも、健康情報誌も、その情報を流し、人々の間で流行します。もちろん、適切な糖質制限を行えば効果は期待できますが、どれだけの人がそのことを十分に理解しているでしょうか。糖質をすべてカットしてしまうと老化を早めるという研究報告もあります。また、今まで糖質を多く摂っていた人が、極端に糖質をカットすることでリバウンドしてしまう事例も少なくありません。

医療現場にも同じようなことがいえます。病院によって、医師によって治療方針が

異なり、病院を移ると一から出直しということがあまりにも多いのです。

私は現実的に考えて、ストレスを感じることなく、「誰でも、簡単に、長続きできる糖尿病の克服法」を考えました。詳しくは本編で紹介していきますので、「薬を捨てる」ために、ぜひ、「栗原式・糖尿病対策」を実践してください。


これから、人生100年時代を迎えるといわれています。

その100年の後半を、病気で薬や人に頼りながら生活するのか、健康で人生を楽しみながら生きるのかでは大きな違いがあります。私は後者が増えることを願って、この本を執筆しました。

体をつくるのは毎日の食事であり、健康を維持するのは毎日の運動です。

薬を捨てて健康な体を手に入れるために、糖尿病の人はもちろん、予備群といわれている人も、今日から生活習慣を見直して、一生を元気に過ごしてください。

栗原　毅

目次

薬を捨てる　糖尿病を治す

第3章　糖尿病の新常識　食べ方をちょっと変えるだけで改善！

第4章 動ける体が糖尿病を治す!

第5章 「栗原式・糖尿病対策」で、生活習慣病も改善!

制作スタッフ
編集・構成／有限会社　銀河企画
イラスト／笹山敦子
校正／皆川　秀
本文・DTP／株式会社　三協美術

第1章

間違いだらけの糖尿病の常識「カロリー」or「糖質」

■糖尿病が減らないのは面倒なカロリー計算のせい!?

カロリー計算といえば、何を思い浮かべますか?「面倒くさそう」、「素人には簡単にできない」、「糖尿病には欠かせない」。たいていはこんなところでしょうか。

実際に糖尿病の食事療法として患者さんがカロリー計算を行うときは、一皿ずつ計算しているわけではありません。『食品交換表』を用いて、管理栄養士が指導します。

現在の『食品交換表』は80キロカロリーを1単位として、すべての食材をこの80キロカロリーに合わせます。たとえば、ごはんは50gで1単位、豚肉は60gで1単位、りんごは150g(可食部)で1単位といった具合です。

この『食品交換表』を考案したのは、我が国の糖尿病治療の先駆けである後藤由夫《ごとうよしお》先生です。後藤先生は留学先のアメリカで、米国糖尿病協会の医師ガイドブックの『食品交換表』を見て、日本でも『食品交換表』が必要であると考えました。そして、1961年、日本人の食生活に合ったものに変えてつくったのがはじまりです。

『食品交換表』誕生から57年、爆発的に増えた糖尿病患者

『食品交換表』が誕生した昭和30年代は、まだ、全国民が豊かであったとはいえない時代で、糖尿病の患者数は少なく、平均寿命も60歳台でした。しかし、50年以上経った現在は、まさに飽食の時代。24時間、どこでもいつでも食べ物が手に入り、平均寿命も90歳台に近づいています。

厚生労働省の「平成28年国民健康・栄養調査」によると、「糖尿病が強く疑われる人」は約1000万人、「糖尿病の可能性を否定できない人」、いわゆる糖尿病予備群も、推計1000万人にのぼっていて、1997年以降、糖尿病は増加の一途をたどっています。

和食には、主食（ごはん）、主菜（おかず）、副菜（小鉢など）という考え方があります。後藤先生も、日本人のこの食事形式をもとに『食品交換表』を作成されました。ただ、57年という時代の流れを踏まえれば、このまま糖尿病の食事指導を行っていいのでしょうか。社会環境は大きく変化し、科学も大いに進歩しています。

主食過多の日本人の食文化

『食品交換表』ができて57年、改訂を重ねながら、現在は第7版となっています。7版の『食品交換表』では、少し変化が見られます。以前は、炭水化物60％の配分列しか示されていませんでしたが、50％、55％の配分列が増えたのです。

1日20単位（1600キロカロリー）で、炭水化物（C）が50％の場合、炭水化物は206g、たんぱく質（P）は78g、脂質（P）は52gの配分。同様に55％の場合は、炭水化物は223g、たんぱく質は72g、脂質は47g。60％の場合は、炭水化物は240g、たんぱく質は70g、脂質は40g。以上の、3つのパターンになりました。

しかし、〝ただし書き〟として、50％、55％の場合は相対的なたんぱく質や脂質の過剰摂取につながるので、「腎症を有する場合には注意が必要」とあります。

このように多少の変化はあるものの、私は、炭水化物が半分以上の割合を占めるのはどうかと考えます。『食品交換表』には、単位とともに1食分の献立例が写真つきで掲載されています。その写真には、おかず、汁物、小鉢、果物の横に、ごはんが中盛り1膳、小盛り1膳と2つの茶碗が写っています。誰が見ても主食過多です。

ここ10年の間にスマートフォンが著しい速さで進化しています。パソコンも同様で、20年の間にどんどん薄型化、小型化しています。それなのに、一番大切な人の健康を左右する食事療法が進歩しないのはいかがなものでしょう。医療機器や医療技術の進歩はあるのに、糖尿病の食事指導だけがとり残されています。

患者数は増えているのに、糖尿病の食事療法、運動療法はなかなか定着せず、皮肉なことに、薬の開発だけが急速に進み、簡単に薬を捨てることができない世の中になっているのです。

医療現場で遅れている「糖質制限」

最近ようやく「糖質」が注目されるようになりました。書店では糖質制限の本がところ狭しと並んでいます。そのなかで私は興味深い雑誌を見つけました。『週刊ダイヤモンド』の「科学とデータで迫る最強の食事術」(2018年1/13号)です。

この雑誌では、最強の食事法は何かを探るべく、カロリーと糖質制限についてさまざまな角度から分析しています。

たとえば、医師1004人への「病気予防を目的とした糖質制限を支持しますか？」というアンケート。支持するが53％、支持しない・どちらかといえば支持するが29％という結果でした。また、管理栄養士53人に同じ質問をしたところ、支持する・どちらかといえば支持するが55％、支持しない・どちらかといえば支持しないが32％でした。医師と管理栄養士の半数以上が支持していることがわかります。

しかし、「病気予防を目的としたカロリー制限を支持しますか？」という問いには、医師は、支持する・どちらかといえば支持するが66％、支持しない・どちらかといえば支持しないが20％。管理栄養士は、支持する・どちらかといえば支持するが76％、支持しない・どちらかといえば支持しないが13％。つまり、糖質制限よりもカロリー制限を支持する人がまだまだ多くいることがわかります。

糖質制限がさまざまなメディアで紹介され、これほど世間が注目しているのに、医療現場はこんなにも遅れているのです。

■カロリーよりも「糖質」に注目！

私は30年ほど前から「糖質」に注目してきました。糖質というより「食べる内容」といったほうが正しいかもしれません。というのも、私は長期にわたり、診察前に必ず、その日に何を食べてきたのか、患者さん一人ひとりに確認していたからです。

「先生、今日は時間がなかったから立ち食いそばを食べてきました」

「今日はステーキを１００ｇと野菜だけにしましたよ。ごはんは食べていません」

こういった会話の積み重ねから、糖尿病の目安となる血糖値を上げる食べ物と、そうでないものに分かれることがわかってきました。糖質を含む炭水化物が多い丼物やうどん、そばを食べたときに血糖値は上がり、カロリーが多くてもステーキなどのたんぱく質を食べたときはそれほどの上昇が見られなかったのです。

さらに患者さんに、「今度くる前には、肉を食べてきてください」とお願いして、調べてみるとやはり結果は同様でした。カロリーより「食べる内容」が血糖値を左右しているのです。

そこで、私は「糖質制限」を治療にとり入れることにしました。「制限」といっても極端に炭水化物の量を減らすというものではありません。**今までに食べ過ぎていたぶんを少し減らすだけ、糖質10％カットの「ちょいオフ」**です。

血糖値が上がるとなぜいけないのか

人間は、糖質を摂ると、唾液《だえき》や膵液《すいえき》、腸液で消化して、体のなかで働きやすいブドウ糖に分解します。ブドウ糖は小腸の壁から吸収され、肝臓を通って血液のなかにとり込まれていきます。

肝臓や筋肉では、ブドウ糖がグリコーゲンという形になって蓄えられます。しかし、筋肉や肝臓に蓄えられる量には限界があります。

ブドウ糖が増え過ぎると、つまり糖質を摂り過ぎると、行き場がなくなった糖は、血液から脂肪組織へと運ばれ、脂肪となって蓄積するばかりでなく、血液のなかにたまってしまいます。

反対に糖が少なくなり過ぎると、エネルギーが不足してだるさを感じたり、動悸が激しくなったりして、重症では昏睡状態に陥ることがあります。

このように、**血液のなかの糖は多過ぎても少な過ぎてもいけません。**

食事をすると血液中の糖は増え、血糖値が上がりますが、膵臓（ランゲルハンス島β細胞）からインスリンが分泌されることで、上がった血糖値を緩やかに下げていきます。そして、血液中の糖が足りなくなると、同じく膵臓（ランゲルハンス島α細胞）からグルカゴンが分泌され、血液中の糖の量を一定に保っているのです。

血糖値の急上昇を招く糖質

糖質が血糖値を上げるしくみはおわかりいただけたと思います。糖質を多く摂る食事をしていると、血糖値が上昇したままになり、血糖値を下げるために分泌され続けるインスリンも次第に働きが悪くなります。そのうえ、蓄積された脂肪からは、インスリンの働きを妨害する「ＴＮＦ‐α」と「レジスチン」という物質が分泌され、膵臓は頑張ってインスリンを分泌しようとするのですが、次第に疲れてきて、インスリンをつくることができなくなり、糖尿病になってしまいます。

つまり、**注意すべきはカロリーではなく、「糖質」**なのです。

血糖値を上げる糖質は、主食のごはん・麺類・パンだけではありません。砂糖はもちろん、しょうゆやケチャップなどの調味料にも含まれているので、注意が必要です。

さらに、調味料で問題となるのが塩分です。

塩分を多く摂り過ぎると、血液中の塩分の濃度を一定に保つために、水分を多く血管にとり込みます。すると血液の量が増えるので、血管が広がります。そのため、多くなった血液を押し出す力が強くなって、高血圧になってしまうのです。

血糖値が高い状態で血圧も高くなると、相乗効果で動脈硬化が進み、脳卒中や心筋梗塞のリスクを跳ね上げます。このため、**血糖値とともに血圧も注意が必要**です。

糖尿病の人はそうでない人に比べ、高血圧になる割合が2倍に。また、**高血圧の人はそうでない人に比べ、糖尿病になる割合が2〜3倍**に上がります。

少し話はそれましたが、糖質をカットすることで、糖尿病とともに高血圧のリスクも減るわけですから、糖尿病の方は糖質を少しずつカットしてください。

■日本人は糖質を摂り過ぎている

私は、ある大病院の糖尿病の入院患者さんの食事に息を飲みました。丼にごはんが盛ってあります。『食品交換表』について説明した際に述べましたが、150gのごはんが丼にドーンと盛られているのです。近年の調査研究により、糖質は血糖値の急上昇を招くことがわかっているのに、医療の現場では、今でも糖尿病の入院患者にはカロリーベースで糖質たっぷりの食事が提供されています。

退院後、私のクリニックにやってきたその患者さんは、何種類もの薬を併用しなければ、血糖値をコントロールできないほど悪化していました。そこで、少しずつ糖質をカットする「ちょいオフ」を勧めたところ、徐々によい方向に向かってきています。

なぜ、日本人はこれほど多くの糖質を摂っているのでしょう。『食品交換表』の炭水化物、たんぱく質、脂質の基準は紹介した通りですが、厚生労働省の「日本人の食事摂取基準（2015年版）」（PCFバランス）でも炭水化物の割合は多いのです。

日本人の食事摂取基準のPFCバランス

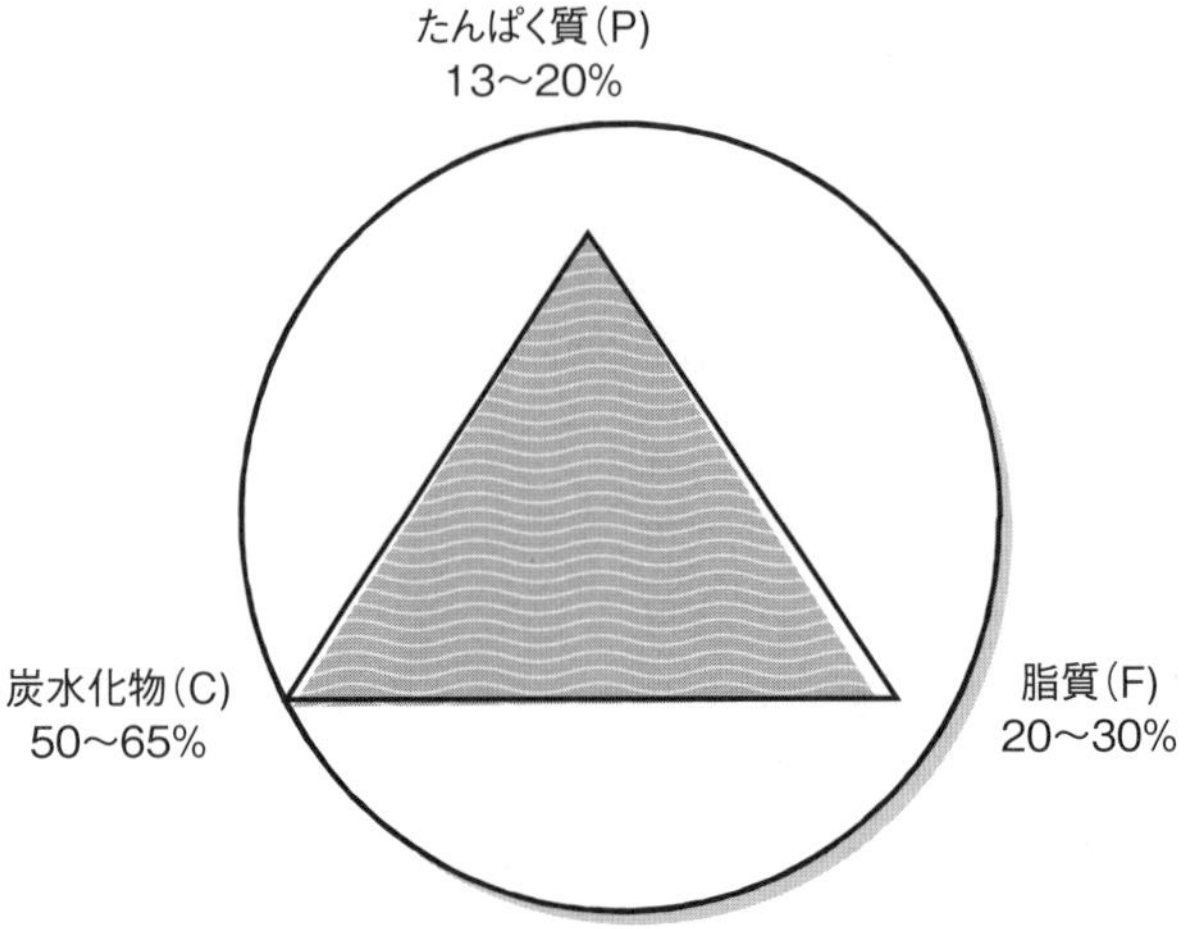

著者が推奨するPFCバランス

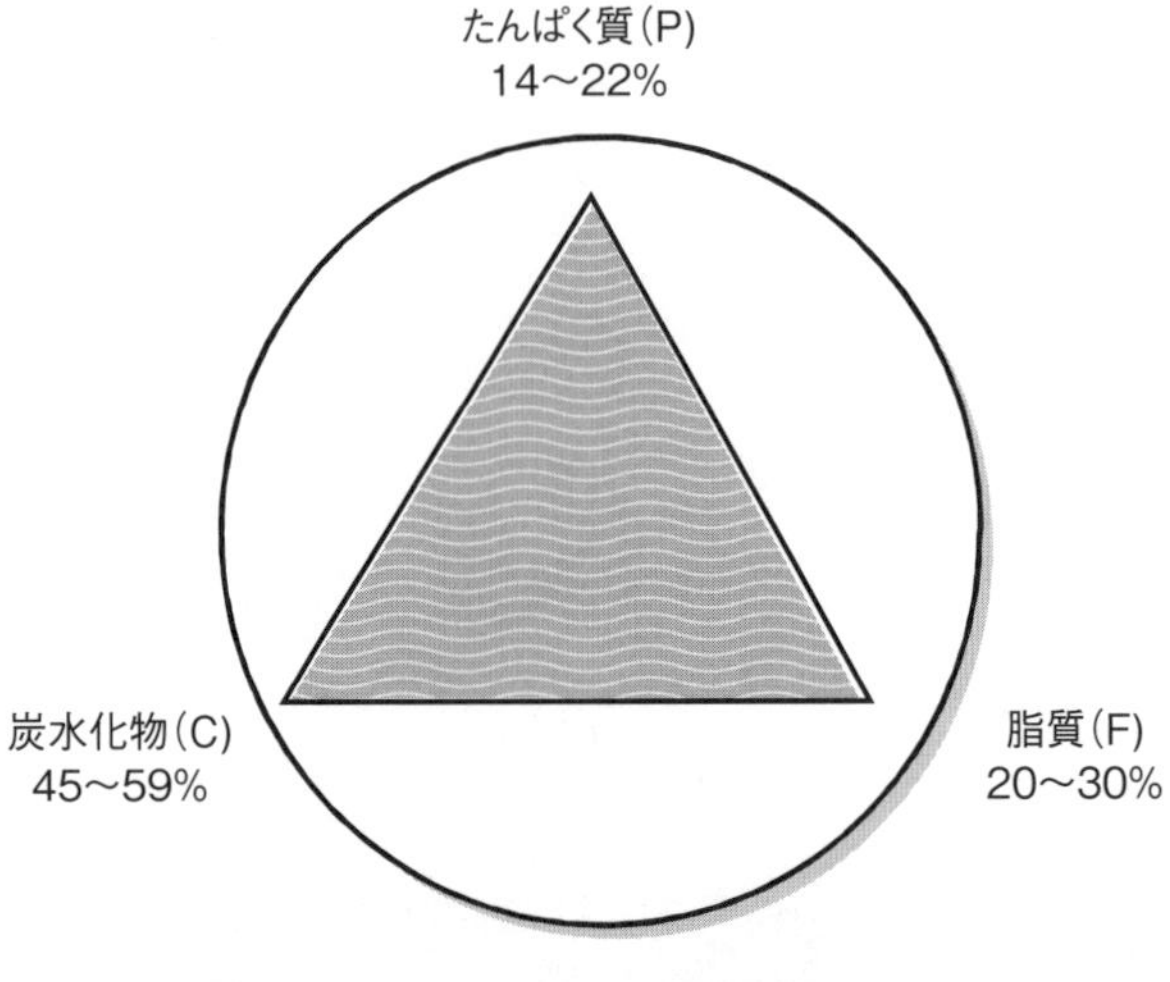

食事摂取基準より炭水化物の量を減らしても、エネルギー不足に陥るとは思えません。そればかりか、多く摂り過ぎることで血糖値が急上昇し、その結果、眠気が起こったり、イライラしたりするため、生産性が低下するともいわれています。

そうはいっても、私は患者さんに対し、極端な糖質制限を指導しているわけではありません。まず、**10%の糖質カット**。そして、**骨や筋肉、血液のもととなるたんぱく質を10%増やす**ことからはじめます。

なぜなら今まで炭水化物を50〜65%も摂っていた人が、いきなり大幅な糖質カットをしてしまうと、その反動が大きく出てしまうからです。最初のうちはガマンできても、だんだんと糖質を制限していることがストレスとなり、ドカンと丼物を食べてしまったり、甘いお菓子を食べてしまったりと、リバウンドを招く危険があります。このリバウンドを繰り返して血糖値が乱高下するようになると、インスリンの働きもどんどん低下していき、薬を使わなければコントロールできなくなってしまいます。

急ぐ必要はありません。ゆっくりと着実に糖質をカットしていけば、必ず、糖尿病は改善できます。

■三大栄養素の働きを理解すれば陥りやすい過ちに気づく

26ページの図に、P（たんぱく質）C（炭水化物）F（脂質）バランスを示しましたが、ここで少し、三大栄養素について説明しておきたいと思います。

筋肉や内臓、骨をつくる「たんぱく質」

たんぱく質は、筋肉や内臓、血液など、体を構成しているものの原料となる栄養素です。およそ20種類のアミノ酸が一緒になってできていて、そのうちの9種類は体のなかではつくることのできない「必須アミノ酸」です。

この必須アミノ酸を体に補充するには、食べ物から摂る必要があります。動物性たんぱく質である肉、魚、卵と、植物性たんぱく質である大豆や大豆の加工品には、必須アミノ酸がバランスよく含まれています。このため、**糖尿病の人もダイエットをしている人も、たんぱく質は毎日欠かさず摂ってほしい栄養素**です。

詳しくは第3章で解説しますが、肉に含まれるアルブミン（たんぱく質）は、筋肉のもととなるため、これが不足すると、老化が進んでしまいます。とくに60歳を過ぎたら、意識して肉類を食べるように心がけてください。

脳の働きに欠かせない「炭水化物」

主食である炭水化物は、糖質を多く含む栄養素です。炭水化物は、消化・分解されて、ブドウ糖になります。このブドウ糖は、**脳を働かせたり体を動かしたり、いわばガソリンのような働き**をします。ですから、炭水化物を食べると、ガソリンが勢いよく燃えるように血糖値も上がるのです。

血液中の糖（ブドウ糖）は過剰になると、グリコーゲンとなって肝臓や筋肉に蓄えられます。そして、睡眠中や食事の合間など、エネルギーが足りなくなると、また糖に戻って血液中に送られ、エネルギー補充されるしくみになっています。

糖が増え過ぎると、脂肪となって内臓や筋肉などにたまってしまい、不足すると、エンストした車のように体の動きが悪くなったり、集中力が欠けたりします。

ホルモンや細胞膜をつくる「脂質」

脂質というと、脂肪と直結するイメージからか、控える人も少なくありません。むろん、摂り過ぎはよくありませんが、脂質は体内で重要な働きをしています。

まず、**体のなかでさまざまな作用をするホルモンの原料になったり、私たちの体を構成している細胞膜をつくったり、さらに、その働きを促しています。**また、**皮下脂肪として内臓を守るクッションの役目**をしたり、**体内の熱を外に逃がしにくくする保温や、外からの熱を遮断**したりと、じつにさまざまな働きを担っています。

また、**脂質はカロリーは高いのですが、血糖値を上げることはありません。**

先ほどから何度も繰り返すように、血糖値を上げるのは糖質です。

糖質が多く含まれる炭水化物と、たんぱく質、脂質が糖に変わるスピードを次ページのグラフに示します。これを見れば、脂質を控えることを意識するよりも、炭水化物を控えることが重要だとわかるでしょう。

P・C・Fが糖に変化する速さ

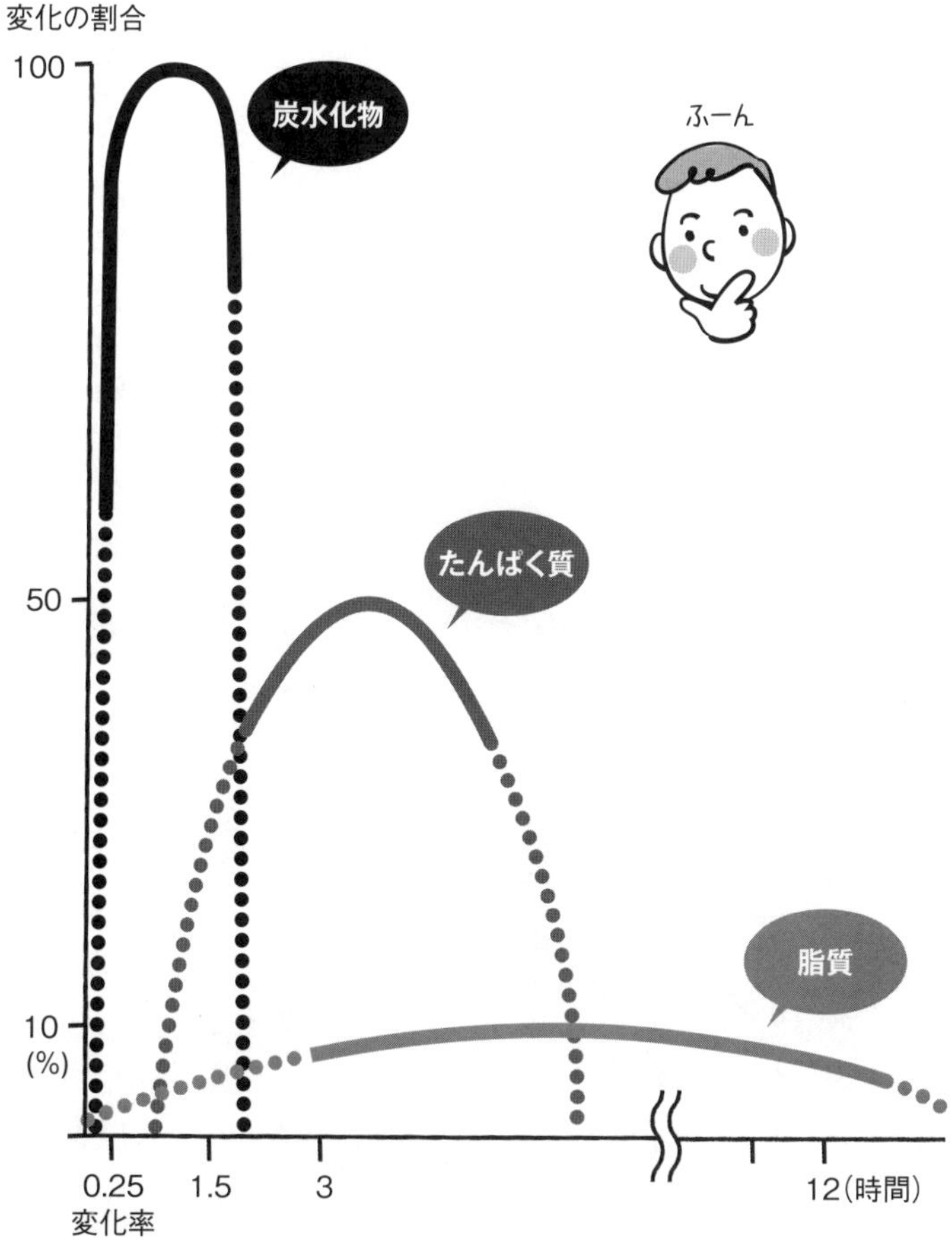

食後、炭水化物はすぐに糖に変化し、およそ1時間で100%に上昇。たんぱく質は約3時間でピークは50%。脂質は10%程度しか変化が見られない。

※アメリカ糖尿病協会「糖尿病教室パーフェクトガイド」(医歯薬出版、2001年)をもとに作成

■吸収順に3種類に分けられる糖質

ひとくちに糖質といっても、吸収の速度によって「単糖類」、「二糖類」、「多糖類」の3つに分かれます。単糖類はそれ以上分解できない最小単位の糖質のことをいいます。単糖が2つくっついたものが二糖類、多くの単糖で形成されるのが多糖類です。

どのような食べ物に含まれているのか

単糖類は、果物やはちみつなどに含まれる果糖や、果物や根菜類に含まれているブドウ糖があります。

二糖類は、砂糖の主な成分であるショ糖や、牛乳に含まれる乳糖、大麦に含まれる麦芽糖などです。

多糖類は、ごはんなどの穀物やいも類に含まれるデンプン、ごぼうや豆類に含まれるセルロースなどがあります。

糖質の種類と吸収速度の違い

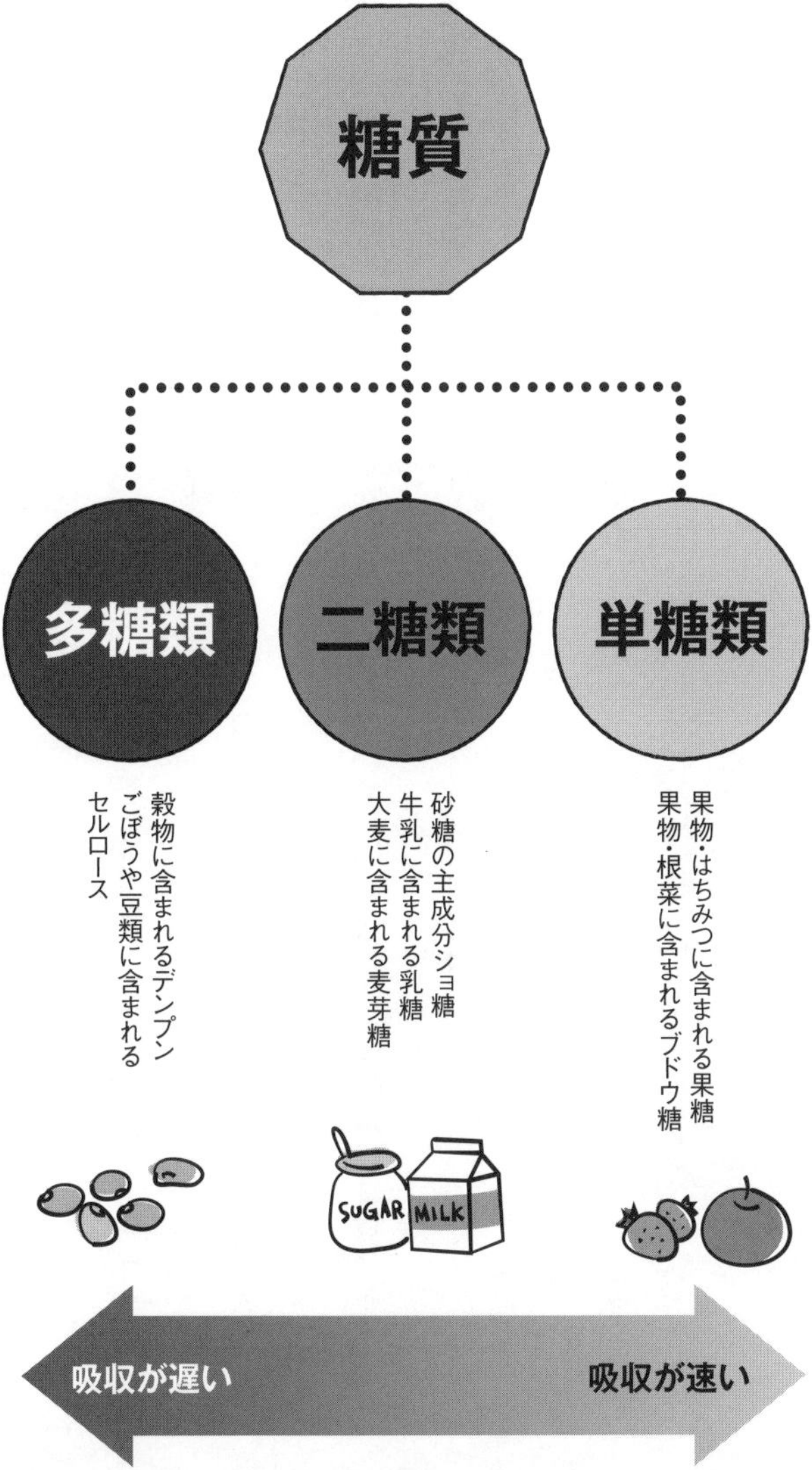

糖質の吸収は早いほうが血糖値を急上昇させる

糖質は血糖値を上げると再三述べていますが、吸収スピードが早ければなおさら危険です。「糖質制限」といえば、ごはんやパンなどの炭水化物に目がいきがちですが、もっと注意しなければならない糖類があります。

デンプンは多糖類のなかの六炭糖に属するもので、6回分解されてから体に吸収されます。しかし、二糖類は2回の分解で、単糖類はたった1回です。

つまり、**糖質制限で最も注意しなければならないのは、単糖類、次いで二糖類**です。

最も注意したい果物「バナナ」

「1日1個のりんごは医者いらず」という言葉があります。たしかにりんごにはカリウムやクエン酸、りんご酸など、健康にいい栄養素がたくさん含まれています。しかし、これは昔の酸っぱかったりんごなら当てはまる話。最近のりんごは甘くなりました。つまり、糖質がたっぷり含まれているということです。

これはりんごに限ったことではありません。滋養にいいと、とくに年輩の人が好むバナナは、最も注意したい果物です。りんご同様にカリウム、マグネシウムなど、血圧を下げる栄養素をたくさん含んでいますが、数ある果物のなかで一番糖質が多いのです。血糖値を跳ね上げる残念な果物といっても過言ではありません。

私は果物を摂ることを勧めません。ミネラルやビタミンは海藻や野菜などから摂ることができます。無理して食べる必要はないのです。

二糖類が使われるお菓子もNG

「糖質制限」といいながら、主食は抜いても、お菓子類を食べる女性は多いものです。しかし、お菓子に含まれる砂糖は二糖類。果物の次によくない糖質です。最近では、コンビニエンスストアで手軽においしいケーキなどのお菓子が手に入るようになりましたが、お菓子の砂糖は糖質を含んでいることを忘れないでください。

どうしても甘いものが食べたいなら、糖質をカットした商品もありますから、それを利用する、今まで食べていた量を半分にするなど、セーブしてください。

■糖質の摂り過ぎは糖化現象を招き、老化を促進する

体を老化させる原因に「酸化」と「糖化」があります。2つの違いについて少し説明します。

人間は呼吸によって体に酸素をとり入れますが、その酸素は100％使われるわけではありません。数パーセントの使われなかった酸素は活性酸素になるのです。

本来、活性酸素は、体内に侵入したウイルスや病原菌を除去する働きを持っています。しかし、活性酸素が増え過ぎると、細胞の脂質を酸化させて細胞にダメージを与えてしまいます。ダメージを受けるとそれがストレスとなって、息切れしやすくなったり、皮膚にシワができたり、老化現象を引き起こす一因となります。このことを「酸化」といい、酸化することを「サビる」とも表現します。

一方、「糖化」は、血液中の余分な糖が、細胞を構成しているたんぱく質と結合して、終末糖化産物（ＡＧＥ）をつくり出すことです。糖化は、発見した人の名前から、「メ

イラード反応」とも呼ばれています。わかりやすい例をあげるなら、フライパンで焼くパンケーキ。パンケーキを焼いたときにコゲ目がつきますが、このコゲはパンケーキの生地に含まれる砂糖が、牛乳や卵のたんぱく質と結びついてできたメイラード反応です。このことから糖化することを「コゲる」ともいいます。

ＡＧＥになると、もとのたんぱく質に戻ることができません。たんぱく質本来の働きができないばかりでなく、蓄積していくことで体にダメージを与えてしまいます。血管にダメージおよぶと、脳卒中や心筋梗塞が起こりやすくなり、神経にダメージがおよぶと神経障害に、脳に蓄積されればアルツハイマー型認知症の原因になります。

このように、糖質の摂り過ぎは糖化の原因につながります。**体をコゲさせないようにするためにも、糖質の摂り過ぎは避けるべき**なのです。

「糖化」の目安となるヘモグロビンＡ１ｃ

健康診断の際、糖尿病の目安となる数値のひとつに「ヘモグロビンＡ１ｃ」があります。**ヘモグロビンＡ１ｃとは、赤血球に含まれるヘモグロビンと血液中の糖が結び**

ついてできた**「糖化タンパク質」のこと**です。

ヘモグロビンA1cは、過去1カ月半の血糖値の平均を示すものです。赤血球の寿命はおよそ4カ月といわれていますが、その間に全身をまわる赤血球は、糖と結びついていきます。血糖値が高い状態が続くと、どんどん結合していくこととなり、結果、ヘモグロビンA1cが高い数値となって示されるわけです。

赤血球の平均寿命が4カ月なのに、なぜ過去1カ月半の血糖値の平均と見なされるのか。赤血球は骨髄でつくられていますが、すべてが同じときにつくられているわけではありません。3〜4カ月前の赤血球は、全体の10%程度に過ぎないため、おおむね過去1カ月半の血糖値とされているのです。なお、**ヘモグロビンA1cが6・0%以上であれば、糖尿病予備群の疑いあり**です。

糖化を防ぐ食べ物

糖質が糖化を促すことを解説してきました。では、**糖化を予防する食べ物は**あるのでしょうか。もちろんあります。イチオシは、**ビタミンB群**です。

私たちの体には、細胞がエネルギーをつくり出すシステムがあります。これを「クエン酸回路」といい、細胞が代謝を繰り返すことができるのは、このシステムによるもの。その働きに欠かせないのが、ビタミンB群なのです。

ビタミンB群は、豚肉をはじめ、うなぎや納豆、ごまなどに豊富に含まれています。赤血球のヘモグロビンの合成に欠かせない栄養素がビタミンB_6です。ビタミンB_6は、にんにく、マグロ、こんにゃく、牛レバーなどに多く含まれています。

また、最近、酢玉ねぎが体にいいといわれ、レシピ本もたくさん出ています。AGEを減らすには、「酢」も有効です。その主成分であるクエン酸が糖の燃焼効率を上げて、インスリンの働きをよくし、血糖値の上昇を防ぐ働きをするのです。

酢と玉ねぎと組み合わせれば、血糖値の上昇を防ぐばかりでなく、血圧を下げて血流改善やLDL（悪玉）コレステロール、中性脂肪を減らす作用も期待できます。

酢玉ねぎのつくり方はいろいろですが、基本は玉ねぎを切って酢につけるだけ。

さらに、酢は料理に少したらすだけでコクや旨味が出て、しょうゆや塩などの使い過ぎを防ぐことができます。積極的に摂りたい、まさに万能調味料です。

■食事の方法・バランスをちょっと変える

糖尿病の食事療法には、カロリーよりも「糖質」を重視したほうが効果的であることが、さまざまな面からおわかりいただけたと思います。さらに、糖質制限のいい面を最も引き出す食事法や食べ方があります。のちの章で詳しく解説していきますが、少しだけ触れておきましょう。

糖質を無理なくカットする食べ方

ごはんなどの糖質を含む食べ物をひとくち目に食べると、いくら少量でも血糖値は急激に上がってしまいます。たとえば、朝のたった1本のバナナでも血糖値は急上昇。**糖質の多い果物はできれば食べないほうがいい**のですが、どうしても食べたいときには、食事の最後にします。最初に血糖値を上げにくくする野菜などを食べ、肉や卵などのたんぱく質を食べたあと、デザートで少量食べるようにしてください。

このように食べる順番をちょっと変えるだけで、血糖値の急上昇は防ぐことができます。ごはん、おかず、汁物、小鉢などがあるなかで、食物繊維を多く含んだものから食べはじめてください。**最初に野菜、次にたんぱく質で、ごはんはそのあと食べるよう習慣づける**ことをお勧めします。

ゆっくりよくかんで食べる

食物繊維が豊富な食べ物の多くは、かみごたえがあるので、自然に食べるスピードも遅くなります。

満腹になると脳に信号が送られて、「食事をストップしなさい！」という指令が出ます。その指令を出しているのが、脳の奥にある満腹中枢です。

満腹中枢に「もうおなかがいっぱいになっていますよ」という情報が送られるまでには、食べはじめから10～20分かかります。その情報が送られるまでの間、食べ過ぎ防止のため、食物繊維を多く含む野菜類を食べ、ごはんは満腹を感じるあたり、最後に食べるようにします。こうすれば無理なく糖質をちょいオフすることができます。

さらに、最初に食べる野菜を大きめにカットすれば、それだけかむ回数が多くなります。キャベツは千切りより少し幅を広めに、にんじんはスティックにするなど、食材の切り方も少し工夫するだけで大きな満腹感を得られるので、ちょいオフ以上にカットすることもできるでしょう。

食事は朝が3割、昼が4割、夜が3割に

厚生労働省の「平成28年国民健康・栄養調査結果の概要」によると、朝食を食べない（錠剤や菓子・果物などを含む）は20〜29歳で、男性37・4％、女性23・1％でした。30〜39歳でも、男性26・5％、女性19・5％、40〜49歳も、男性25・6％、女性14・9％と、20代から40代の働く世代がワースト3です。

生活習慣病に注意しなければならない世代は、たしかに忙しいかもしれませんが、この現状は、到底看過できるものではありません。

朝食は、夜寝ている間に失ったエネルギーを補給し、これから活動するための大切なエネルギー源です。**必ず食べてください。**

お勧めは、サラダチキンにゆで卵、ブランパン（穀物のふすまを使用したパン）、牛乳など。コンビニエンスストアで調達できるものばかりですから、意気込んでつくる必要もありません。朝食を抜いて昼食を食べると、ドカ食いにつながります。

きちんと3食食べる習慣をつけてください。

また、多くの人は、朝食は少なめ、昼食は弁当程度、夕食はそれなりにボリュームがある、というバランスではないでしょうか。しかし、これは人間が活動するうえで、あまり理にかなった配分ではありません。

朝の食事は体や脳を目覚めさせるものです。昼食時間までが短いこともありますから、1日のなかで3割程度の配分にしてください。そして昼食は、午後に向けて活動量が増え、夕食までの時間もある程度開くので、間食をしないためにも、1日のなかで一番多く食べてください。1日の締めくくりである夕食は、そのあとは寝るだけですから、少し控えめにしましょう。

食事は可能な限り、毎日同じ時間帯にするのがベストです。夕食は就寝の4時間前には終わらせ、当然ですが夜食は摂らないでください。

【症例1】

カロリー制限で悪化したヘモグロビンA1cが改善！　50歳　女性

50歳になったのをきっかけに、はじめて人間ドックで健康状態を調べてもらうことにしたAさん。その結果は、ヘモグロビンA1cが6・7％で軽度な糖尿病と診断され、大変ショックを受けていました。

Aさんは「糖尿病は遺伝するもの」と思い込んでいて、家族に糖尿病の患者がいないことから、「自分は糖尿病にはならない」という根拠のない自信があったそうです。そのため40代の後半から、ビタミンC補給のために果物を摂り、スイーツにも無頓着で、たっぷり食べていたといいます。

糖尿病発覚を機に、肉類や揚げ物、カロリーが高そうなものは控えるようにして、夏場に食欲が低下したときは、そうめんやそばなどカロリーが低いものを食べるようにしたAさんは、スイーツも少しだけガマン。それでもいっこうにヘモグロビンA1cの値はよくなりません。

カロリー制限をはじめて3カ月経ったある日、思い余って私のクリニックにやってきました。

「カロリーは2000キロカロリーから1600キロカロリーに減らしたのに、ヘモグロビンA1cは6・9%とさらに上がり、どうすればいいか……」。

途方に暮れるAさんに、私は「糖質ちょいオフ」を指導しました。ちょいオフは、ごはん、パン、麺類を「10%減らす」だけの、ゆるい糖質制限です。

加えてゆっくり行う「スロー・スクワット」も勧めました。2つとも無理なく続けることができ、リバウンドの心配もありません。

これ以上糖尿病を悪くしたくないAさんは、私の指導を守り、「糖質ちょいオフ」と「スロー・スクワット」を続けました。すると、2カ月後、ヘモグロビンA1cが6・3%に！　さらに続ければ、半年後には5・5%の基準値まで戻ることを説明したところ、Aさんはこの2つを継続し、半年後には、基準値を見事にクリア。ヘモグロビンA1cを5・4%にまで下げることに成功しました。

巷《ちまた》に広がる糖質制限の落とし穴

少し前から、糖質制限のブームが起こっていますが、私は糖尿病の患者さんを診ているので、およそ30年前から糖質を制限することに着目してきました。そして思うのは、あまりに極端な糖質制限が広がっているということ。すべての糖質をカットする完全主義の人もいれば、主食のごはんやパンをカットしてお菓子はＯＫとする若い人もいます。このようなやり方を聞くたびに、糖質制限について正しい情報が伝わっていないことがわかります。

糖質を含む炭水化物は、体のエネルギー源になります。すべてをカットしてしまえば、エネルギー不足に陥ります。最近、東北大学大学院農学研究科の都築毅准教授らのマウスによる１年間の実験で、**「糖質制限をしたマウスは、しないマウスに比べ、学習能力の低下、皮膚など見た目の老化があり、短命であった」**ことがわかりました。

何事も**「過ぎたるは猶《なお》およばざるがなお如《ごと》し」**。私は、糖質10％カットの「ちょいオフ」をお勧めします。そうでないとリバウンドしたり、長続きすることができなくなるからです。くれぐれもあふれる情報に踊らされないようにしてください。

第2章

「栗原式・糖尿病対策」で薬がいらない体になる!

■6つのポイントを押さえる！

私は40年以上糖尿病の患者さんを診てきました。多くの患者さんに接するなかで、何をすれば糖尿病が改善するか、悪化防止に役立つか、日々模索してきました。もちろん、薬を使わない、使っていた人は薬を減らすことが大きな目標です。

糖尿病は典型的な生活習慣病です。それを治すためには、まず、患者さんを知ることが大事と考え、一人ひとりに詳しく質問をしていきました。朝食は何をどのくらい食べたか、クリニックにくる前に昼食はどこで何を食べてきたか。すると、いろいろなことがわかってきました。

たとえば、食欲が落ちる夏場は、あっさりしたそうめんやスイカ、メロンなどの果物ですませる人が多いこと。多忙なサラリーマンは立ち食いそばですませるケースが多々あること。接待でご馳走をいただくこともたまにあること。昼食の代わりにケーキバイキングに行ったこと。時間がなくて朝食を抜いたこと。食事時間が不規則なこと。人によって多少の違いはありますが、共通点はいくつかありました。

そうめんやそばは、一見すると体によさそうに思えるのですが、炭水化物ですから、血糖値を上昇させ糖尿病につながります。スイカも果糖が多いので同じです。お酒にしても、ビールや日本酒などは糖質を多く含んでいます。ケーキなどのお菓子は砂糖がたっぷり使われているので、論外です。

つまり**糖尿病の人の共通点は、糖質をたくさん摂り、お酒やお菓子が大好きだということ**。しかし、突然これらを「やめなさい」といっても、スパッとやめられるでしょうか。やめられないから、安易に薬に頼ってしまうのです。「薬を服用しているから何を食べてもいい」というわけではありませんから、多くの病院でカロリー制限の食事指導を行っています。ただ、カロリー制限では、成果がほとんど出ません。

そこで私が指導するのは、無理のない食事制限と運動です。糖尿病は一度回復しても、また逆戻りしてしまうことも多々あります。これからずっと続けなければ、と思うと苦しくなって長続きしません。長いつき合いだからこそ、**現実的にできることを6つに厳選**しました。ぜひ、チャレンジしてください。きっと糖尿病はよくなります。

■ポイント① 高カカオチョコレートを食べる

「チョコレートを食べるなんて、かえって糖尿病が悪化するんじゃないですか？」

これは、私が患者さんにチョコレートを食べるように指導したときに、必ず返ってくる驚きの言葉です。信じられないという人も多いのですが、実際に**チョコレートを食べると、血糖値の平均値を示すヘモグロビンA1cが下がる**のです。

チョコレートといっても砂糖たっぷりの甘いチョコレートではありません。カカオ成分が70％以上含まれているものです。チョコレートには、体に有害な活性酸素の発生を抑える抗酸化作用を持つポリフェノールや、食物繊維、ミネラルが豊富です。これらの働きで血糖値が抑えられたり、インスリンの働きをよくしたりするのです。

だからといって、いつでも、何枚も食べていいわけではありません。食べるには2つのルールがあります。このルールを守ってチョコレートを食べることを習慣にすれば、糖尿病は改善できます。

チョコレートを食べるときのルール

①カカオ含有量が70%以上のものを選ぶ

カカオがどのくらい含まれているかわかりにくい商品もあるかもしれません。しかし、最近はチョコレートのパッケージにカカオ70%とか、80%などと表示されているものも少なくないので、これを参考にするといいでしょう。また、糖質0のチョコレートもあるので、お菓子売り場で探してみてください。

②食べる量は5gずつ5回に分ける

1回に食べるチョコレートの量は、5g（ひとかけら程度）です。それ以上食べないようにしてください。朝、昼、晩の食前3回と、午前と午後のおやつ代わりに5gずつ、1日で25g食べるようにします。

目のつくところに置いておくと、つい手が伸びてしまいかねないので、食べるときに出して、あとはきちんとしまっておいてください。

■ポイント②　ベジ・ファーストで野菜を食べる

食事をすると血糖値が上がりますが、その上昇を緩やかにする最適の食材が野菜です。野菜には食物繊維が豊富に含まれています。その食物繊維が膜のように胃の壁に張りついて糖を吸着。必要以上の糖は食物繊維とともに便として排泄されます。

とくに、キャベツやセロリ、にんじんなどをそのままサラダで食べれば、かみごたえがあり、満腹感を早く得ることができます。そのうえ、野菜に含まれるビタミンCを失うことなく吸収することができます。ビタミンCは、骨や皮膚、血管などに含まれているコラーゲンをつくるために欠かせない栄養素です。ビタミンCが不足すると、シミやシワができたり、骨が折れやすくなったりするばかりでなく、体の各器官で出血を起こす壊血病を引き起こす原因にもなります。

ビタミンは、体内でつくることのできない栄養素ですから、食事から十分に摂る必要があります。

野菜を食べるときのルール

①食べはじめには野菜を

食事をするときは、ベジ・ファースト。一番はじめに野菜を食べます。できれば生の野菜をよくかんで食べるといいのですが、歯が悪くてかめなかったり、飲み込みにくい場合には、おでんのように煮た野菜でもかまいません。

ただひとつ、塩分には注意してください。生の野菜ならドレッシングなどの調味料をかけ過ぎないこと。煮野菜なら味つけを薄めにしましょう。

②野菜の種類を選ぶこと

野菜であれば何でもいいわけではありません。野菜のなかにも糖質を多く含む野菜があります。たとえば、かぼちゃやじゃがいも、トウモロコシなどです。野菜だからといって、これらの野菜ばかり食べていてはまったく意味がありません。糖質の少ない野菜を選んで食べてください。

■ポイント③　ごはんの前に肉を食べる

「肉」はカロリーが高く、糖尿病にはよくない、と考えるのが一般的でしょう。とくに高齢になるにつれ、「肉は体によくない、野菜中心の食事がいい」という思い込みから、肉は数日に一度、肉よりは魚、とにかく野菜を食べていればいい、という人が多いようです。しかし、これは大間違い。肉に含まれる栄養素を見れば一目瞭然です。**牛や豚の赤身や鶏肉には、たんぱく質が豊富**に含まれています。**たんぱく質は、筋肉や骨、臓器や血液、皮膚など、体をつくるために欠かせません。**

たんぱく質が不足すると、筋肉や臓器などがつくれなくなっていきます。すると、内臓の働きが弱ったり、筋肉がやせて歩けなくなってしまったり、骨が折れやすくなったりと、健康を保つことができなくなるばかりでなく、老化も早めてしまうのです。

肉をよく食べる人は元気です。プロスキーヤーで登山家の三浦雄一郎《みうらゆういちろう》さんも肉を好んで食べているそうです。80歳になってエベレスト登頂に成功したのもうなずけます。

肉を食べるときのルール

①ごはんと一緒に食べない

肉などのおかず、ごはん(またはパン)、サラダなどの副菜、汁物。家庭の食卓や飲食店などで出てくるのはこのくらいでしょうか。このときサラダを食べたあと、肉↓ごはん↓肉↓ごはん……のように、肉とごはんを繰り返し食べるのではなく、肉だけを先に食べるようにします。ごはんはあとまわしにしてください。

②赤身の肉を選ぶ

牛や豚の肉なら、脂の少ない赤身の肉を選びます。鶏肉の場合は、ムネ肉やササミがお勧めです。また、最近人気となっている羊の肉もお勧めです。羊の肉には体内の脂肪燃焼に役立つ「カルニチン」が豊富に含まれています。

いくら体にたんぱく質が必要であっても、霜降りのこってりとした肉は避けてください。脂質の摂り過ぎにつながります。

■ポイント④　卵を毎日食べる

「卵はコレステロール値が上がってしまうので食べない」という人がいます。たしかに栄養成分上では、コレステロールが多く含まれています。しかし、**卵は内臓や筋肉、細胞になるたんぱく質を豊富に含んでいます**。筋肉がつくということは、基礎代謝量が上がるということ。基礎代謝量を上げれば、余分なエネルギーも消費できます。

また、年齢を重ねると、歯のかみ合わせが悪くなったり、歯が抜けてきて肉などのかたい食べ物が食べられなくなることがあります。そこで、肉に代わってたんぱく質の補給にお勧めなのが卵です。

私の患者さんのなかにも、歯が悪くて肉がかめない、という方がいました。そこで、「卵を食べなさい」と勧めたところ、元気になって病状も上向きになりました。すると、肉を食べたいという意欲が出てきて、本格的に歯の治療に挑み、今では肉もおいしく食べることができるようになったと喜んでいます。

卵を食べるときのルール

①1日の個数にこだわらない

「卵は食べても1日1個まで」と思っている人がいますが、これは間違いです。いくつ食べてもコレステロール値を上げる心配はありません。揚げ物に使われている卵や、お好み焼きに入っている卵にまで神経質になる人もいますが、どちらかといえば、糖質を含む衣や粉のほうに問題があります。肉類から動物性たんぱく質が摂れないときには、卵から補給してください。毎食食べても大丈夫です。

②塩分に気をつける

目玉焼きにソースをかけるか、しょうゆをかけるか、はたまた塩か。このような議論がよくなされますが、注意したいのは「かける」こと。調味料には塩分が含まれていますから、「かける」ではなく「つける」程度にして、塩分の過剰摂取に注意してください。

■ポイント⑤　主食をちょいオフする

野菜、肉と食べたあとにごはんやパンを食べます。食べはじめにごはんなどの主食を食べてしまうと、糖がそのまま吸収されてしまい、血糖値の上昇につながります。

子どものころ、成長のためにまんべんなく栄養が必要なので、ごはん→おかず→ごはん→汁物と、学校で食べる順番を指導された人もいるかもしれません。しかし、おとなになったら成長する必要はありません。子どものころからの食べグセを直すのは大変かもしれませんが、野菜→肉→汁物→ごはんの順番にしてください。そうすれば、最後に食べるころにはおなかも満たされ、ごはんを無理なく減らすことができます。

最近の糖質制限では、糖質の1日の平均摂取量は130g。厚生労働省の調査では、現状1日平均300g摂っているとか。そこで私は、糖質量、男性250g、女性200gのちょいオフを勧めています。ごはん1膳で55gの糖質が含まれているので、1日3膳食べることができます。厳しい制限は長続きせず、現実的ではありません。

主食を食べるときのルール

①ごはんは最後に食べる

ごはんはおかずの合間には食べず、野菜や肉などのたんぱく質を食べてから最後に食べます。すでにおなかがいっぱいになっていたら、無理して食べる必要はありません。たとえ残っていても「もったいない」とは思わずに、残すようにしてください（ラップをかけて冷蔵庫へ）。そして次の食事からは、ごはんを軽く盛るようにします。

②ごはんが主役のメニューに注意する

丼物や寿司は、おかずとごはんが一緒になっていて、忙しい人には便利なメニューです。しかし、どちらもおかずよりもごはんの分量が多く、糖質の摂り過ぎにつながってしまいます。できれば、おかずとごはん、小鉢、漬物、汁物がついた定食を選んでください。注意したいのは、ラーメンとチャーハンのセット、パンに焼きそばを挟んだ焼きそばパンなど。糖質の重ね食いで、明らかに糖質過多になります。

■ポイント⑥　脂肪を燃やすスクワット

糖尿病の運動療法といえば、まず、ウォーキングを勧められます。たしかに有酸素運動であるウォーキングは手軽にできて健康にはいいのですが、筋肉のなかに入り込んだ脂肪まではなかなか燃やすことができません。

そこで私が推奨しているのが「スロー・スクワット」。

これは、体のなかの一番大きな筋肉、太もも部分にある大腿四頭筋を鍛えるものです。足の筋肉は鍛えていないと、脂肪がたまるばかりでなく、年齢が進むにつれて弱くなっていきます。弱った筋肉では足が上がりにくくなり、つまずきやすくなります。転倒すれば骨折にもつながりかねません。

スロー・スクワットは文字通り、ゆっくりした動きなので、誰にでも簡単に行うことができます。ただ、きちんと行わなければあまり効果が得られません。第4章で詳しいやり方を解説しますので、ぜひとり組んでください。

「スロー・スクワット」のルール

①朝晩5回ずつ行う

朝と晩2回に分けて、5回ずつ行います。効果があるのは朝食後と夕食後です。野菜や肉を先に食べても、少し経てば血糖値は上がっていきます。そこで食後に運動すれば、さらに血糖値の上昇を抑えることができます。筋肉を鍛えることで、基礎代謝もアップしますから、燃費のいい体に変えることができます。

「スロー・スクワット」は場所も選ばず器具も使わないので、手軽にできます。

②ゆっくりと行う

スクワットといえば、リズミカルにサッサと行うと思う人が多いのですが、それでは意味がありません。腰を下ろすときも、もとに戻るときも動作はゆっくり行います。

筋肉に力を入れた状態を保ちながら行うのがポイントです。きちんとやると、うっすら汗がにじんできます。5回でもきつい場合は、2、3回からはじめてください。

【症例2】

高カカオチョコレートで血糖値が下がった！　46歳　男性

ここ数年、Bさんは会社の健康診断で、空腹時血糖値が120〜130mg／dL、ヘモグロビンA1cが6・1〜6・4％という数値。糖尿病予備群と診断されていました。予備群のうちに手を打たなければならないと思っていたところ、とうとう病院で受診するよう指導され、私のクリニックにやってきました。

中年になっておなかも出てきたので、それなりに健康には気をつけて、歩くことを中心に適度に体を動かしていたというBさんですが、食生活についてたずねたところ、間食に問題があることがわかりました。会社では取引先からのおみやげや、同僚などからの差し入れで、毎日、おせんべいやクッキーなどのお菓子を食べていたとのこと。また、口寂しいときには、アメ玉を口に入れていたそうです。

甘いアメ玉はもちろん、おせんべいにもクッキーにも糖質がたくさん含まれています。たとえ1日2、3個でも、毎日食べ続ければ、明らかに糖質の摂り過ぎに。しかし、毎日のおやつタイムが習慣になっていたようで、簡単にはやめられそうもありませんでした。

そこで私は、それまでのおやつをやめて、カカオを70％以上含む、高カカオチョコレートに置き換えるよう指導しました。それまでは1日に2～3回おやつを食べていたというので、1回にひとかけら＝5gを2回まで。さらに、3度の食事の前にも同量の高カカオチョコレートを食べるよう伝えました。1日の合計は25gです。

最初は「チョコレートは糖分が多いし、かえってよくないのではありませんか？」と、首をかしげていたBさんですが、「アメ玉よりも砂糖は多くありませんよ」と説明して、高カカオチョコレートを実践してもらいました。すると、2カ月後には、ヘモグロビンA1cが5・7％に下がっていました。そのうえ、ほかにはとくに何もしていないのに、体重も1kg減っていたのです。

これなら無理なく続けられると喜んでくれたBさん。今では食前とおやつには、高カカオチョコレートが習慣になっているそうです。

和食は本当に健康食？

2013年に「和食；日本人の伝統的な食文化」が、ユネスコに無形文化遺産として登録されたのは記憶に新しいところです。それ以降、ますます「和食は健康食」と、世界から注目を集めるようになりました。

しかし、水を差すようですが、糖尿病、肝臓病を治療する医師としては、胸を張って健康食とはいえません。なぜなら、みりんや砂糖、しょうゆなど、和食に使われる調味料には、糖質がたくさん含まれているからです。そして寿司やうな重、天丼など、ごはんが主役となるメニューが多いことも気になります。ご存じの通り、砂糖は糖質のかたまりで、ごはんにも糖質がたくさん含まれています。糖質は血糖値を上昇させ、インスリンのムダづかいにつながり、その結果、糖尿病や脂肪肝を悪化させてしまうからです。

しかし、四季折々の食材を味わう、香味野菜やだしで塩分の摂取を抑えるなど、和食の調理法には健康にいい面もたくさんあります。調味料を購入するときに表示を確認する、使い方を工夫するなどで、家庭食を本当の健康食に変えてください。

第3章

糖尿病の新常識　食べ方をちょっと変えるだけで改善！

■大事なのは血糖値を上げないように食べること

糖尿病の目安となるのが、健康診断で示される血糖値です。血糖値とは、100mgの血液のなかにどのくらいブドウ糖が含まれているのか、その濃度を示すものです。ブドウ糖は私たちが生きていくために欠かせないエネルギー源で、糖質の一種です。食事をすると、食べものは胃や腸で消化され、体のなかでエネルギーとして使えるよう、ブドウ糖になります。

健康な人の血液中のブドウ糖の濃度は、空腹時は100mg/dL未満、食後血糖値(2時間後)が140mg/dL未満で、これが基準とされる血糖値です。

これを超えて血液中のブドウ糖の濃度が慢性的に増えた状態が糖尿病です。

もうひとつの目安は、ヘモグロビンA1c。これは、赤血球のなかのヘモグロビンがブドウ糖と結びついた「糖化たんぱく質」で、過去1カ月半の平均的な血糖値を反映するものです。**正常値は5・5%未満で、6・0~6・4%になると糖尿病予備群、**

6・5%以上が糖尿病です。糖尿病は血液のなかの糖が余った状態ですから、余らないようにすれば、糖尿病は改善されるということです。

私たちが食べているものの主な栄養素は、「たんぱく質」「炭水化物」「脂質」です。それぞれの働きについては、第1章でも述べました。血糖値を上げやすいのは「炭水化物」なので、まずは、**炭水化物を少しだけカット**します。俗にいう「糖質制限」です。しかし、糖質を最初からすべてカットしてしまっては、苦しいだけで文字通りの制限になります。ですから私は患者さんに「ちょいオフ」を勧めています。炭水化物を減らしたぶん、血糖値を上げにくいたんぱく質を増やせば、つらい空腹感もありません。たんぱく質は内臓や筋肉、細胞の材料になる大切な栄養素です。とくに牛や豚の赤身肉や鶏肉、卵は、たんぱく質の宝庫。筋肉量が増えることで基礎代謝が上がり、余分な脂肪を燃やしてくれます。

そして、**食べる順番を変える**こと。食べはじめに糖質の多い炭水化物を食べてしまうと、血糖値が急上昇してしまいます。血糖値の上昇を防ぐ、高カカオチョコレートや野菜を最初に食べる習慣を身につけてください。

■糖尿病を改善する食べ方①　高カカオチョコレートを食べる

私は糖尿病の患者さんに、「食事の前に野菜を食べなさい」と指導しています。しかし、なかには野菜嫌いの人もいます。そこで、野菜に代わって血糖値を上げない食べ物はないかと調べていったところ、イタリアのサルヴァトーレ病院のグラッシー先生の研究報告を目にしました。この報告によると、チョコレートを食べることでインスリンの働きも、効きもよくなることが示されていました（次ページグラフ参照）。

そこで、野菜嫌いの患者さんに「食事の前にチョコレートを食べなさい」と勧めました。ほとんどの患者さんが、「チョコレートは糖尿病によくないでしょう」と反論します。しかし、実際に試すと、血糖値が下がるので、みなさん納得して続けることになるのです。チョコレートを食べるだけで、血糖値が下がり、インスリンの働きがよくなるなら簡単ではありませんか。私は、誰でも無理なくできる方法で、薬を捨てて糖尿病を改善することを目指していますから、チョコレートは大きな味方です。

チョコレート摂取による食後血糖値の変化

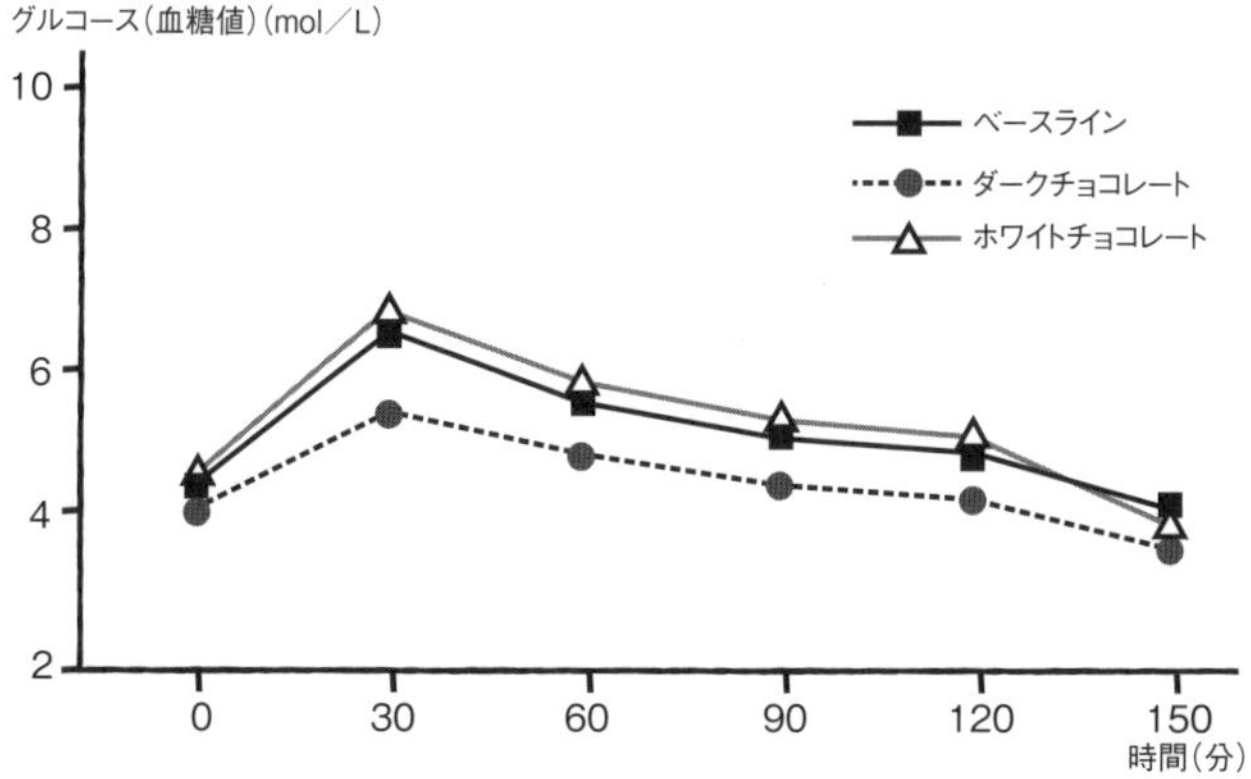

血液生化学・血液一般データ

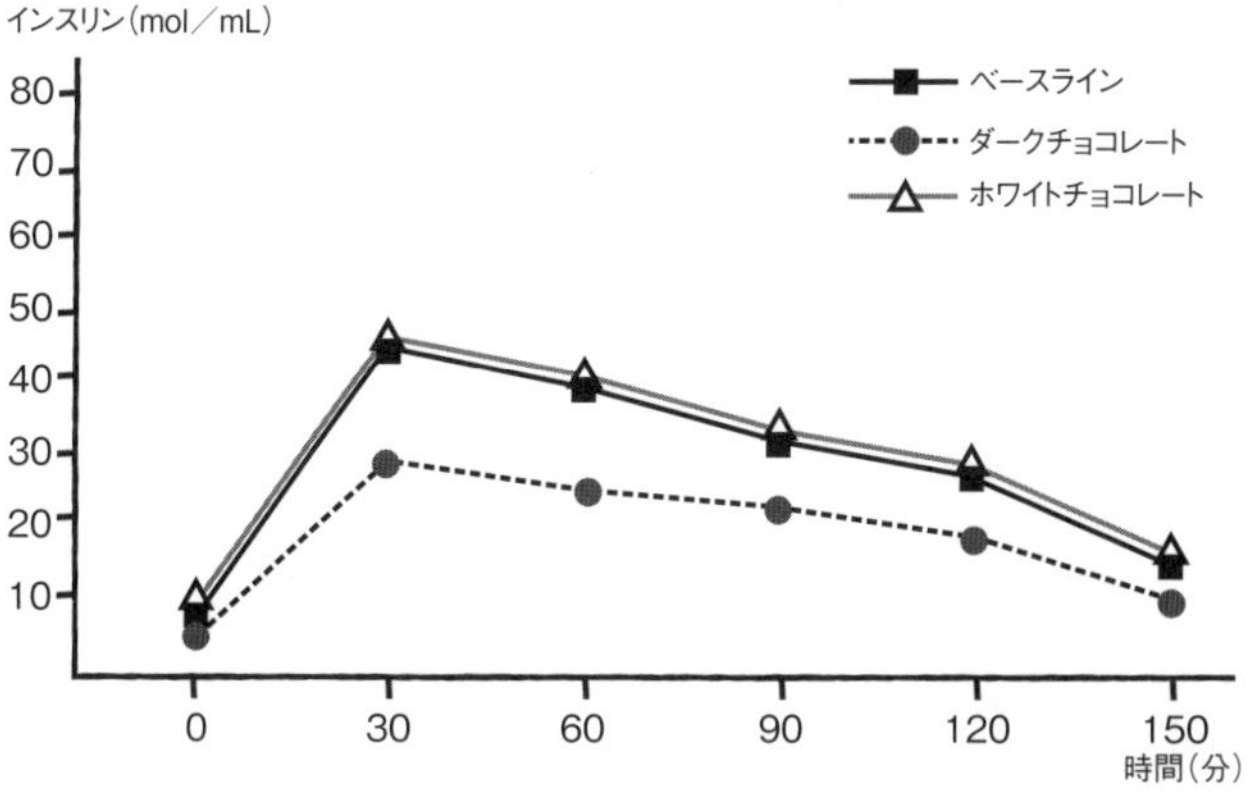

ダークチョコレートを食べたときは、ベースよりも下がり、ホワイトチョコレートでは微小だが上がっていることがわかる。ホワイトチョコレートにはカカオマスが含まれていないことで、上がったと考えられる。

ポリフェノールと食物繊維で血糖値を下げる

前ページの研究結果からも、**チョコレートは血糖値を下げ、インスリンの働きを改善するのに有効**であることがわかります。**その秘密は、チョコレートに含まれる「カカオポリフェノール」**。

「ポリフェノール」はほとんどの植物に含まれているもので、植物が太陽光など自然の環境から自分の身を守るために形成されたといわれている成分です。ポリフェノールは、ビタミンCやEと同様に、抗酸化作用があります。次ページに示すように、ダークチョコレートのポリフェノール含有量はダントツの1位です。

また、カカオには「リグニン」という不溶性食物繊維も含まれています。このため食前にひとかけら食べれば、糖の吸収を抑え、血糖値の上昇を防ぐことができます。ほかにも、血流をよくしたり、リラックス効果があることもわかっています。

カカオは正式には、テオブロ・マカカオといい、「テオブロマ」には「神の食べ物」という意味があります。まさにチョコレートは自然が私たちにくれた贈り物です。

食品に含まれるポリフェノールの比較

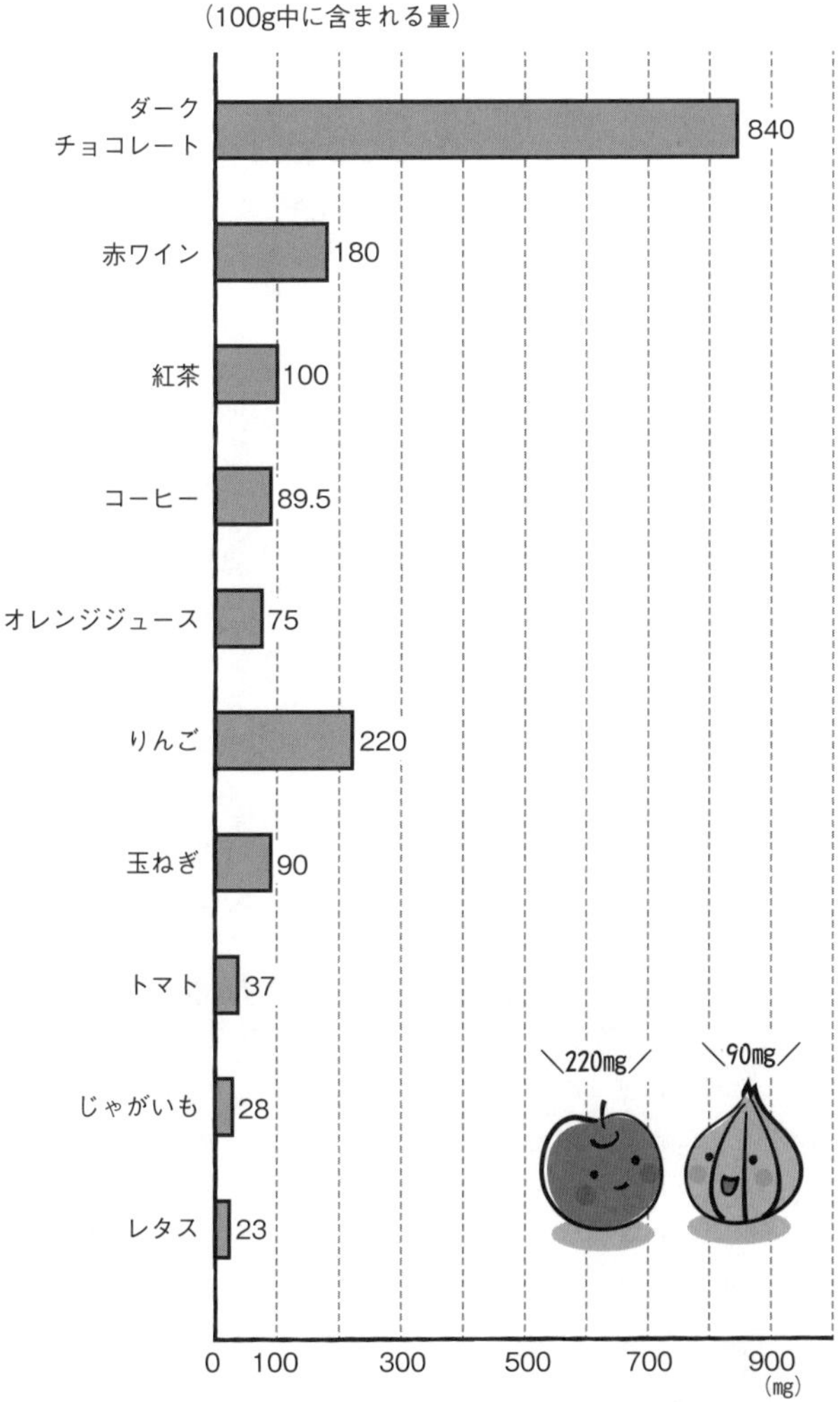

※Scalbert A and Williamson G.JNutr 2000をもとに作成

高カカオチョコレートを選ぶ

チョコレートはカカオが70％以上含まれているものを選んでください。最近では、含有量が表示されている商品もたくさん販売されています。目安としては、ダークチョコレート、ブラックチョコレート、ビターチョコレートなどと表示されているものが、カカオの含有率の多いものです。

私たちが食べるチョコレートの原料はカカオですが、そのまま食べているわけではありません。カカオ豆を焙煎して外皮と胚芽をとり除き、胚乳（カカオニブ）をすりつぶすと、ペースト状のカカオマスと脂肪分のカカオバターに分離されます。このカカオマスに砂糖や乳製品、カカオバターや香料など、比率を変えてブレンドして、はじめてチョコレートになるのです。

チョコレートの配合で違う３つのタイプ

種類／成分	ダークチョコレート	ミルクチョコレート	ホワイトチョコレート
カカオマス	含まれている	含まれている	含まれていない
カカオバター	含まれている	含まれている	含まれている
砂糖など糖分	含まれている	含まれている	含まれている
牛乳など乳製品	含まれていない	含まれている	含まれている

3つのタイプのチョコレートはそれぞれ配合によって名称が異なる。

1回5g、1日5回食べる

チョコレートの成分については前項で述べましたが、食物繊維が豊富に含まれているので、**血糖値の上昇を抑えるためには食前に食べるのがお勧め**です。朝昼晩、毎食前に5gずつ食べてください。

そのほかにも、小腹がすいたときに、おやつ代わりに1日2回まで、5gずつ食べてかまいません。

1日に食べる量の目安は25gです。いくら血糖値を上げないからといって、食べ過ぎはよくありません。チョコレートのパッケージには容量が記載されているので、はからなくても食べた分量はわかるはずです。

チョコレートに含まれる主な栄養成分

(100g中に含まれる量)

成分＼種類	ダーク チョコレート (カカオ分72%)	ミルク チョコレート	ホワイト チョコレート
エネルギー	569キロカロリー	558キロカロリー	588キロカロリー
糖質(炭水化物)	33.5g	55.8g	50.9g
食物繊維	11.9g	3.9g	0.6g
ポリフェノール	2533mg	700mg	微量
たんぱく質	10.7g	6.9g	7.2g
脂質	41.1g	34.1g	39.5g

ダークチョコレートは、他と比べて糖質が少なく、食物繊維、ポリフェノール、たんぱく質が多いことがわかる。

■チョコレートは脂肪肝にも効果を発揮

チョコレートが血糖値を下げインスリンの働きを改善するというのは、68ページでも解説しました。

そこで、私は、肝臓にもいいのではないかと、31人の患者さんに協力してもらい、チョコレートが肝臓にもたらす効果について、調べました。

この患者さんたちは、非アルコール性脂肪性肝疾患（NAFLD＝ナッフルディー）で、糖尿病、肥満、脂質異常症、高血圧症などを合併している方もいます。31人の内訳は、男性が19名、女性が12名。平均年齢は61歳です。

この患者さんたちに、**カカオ70％以上のチョコレートを3カ月間、毎日食べてもらいました。**分量は1日に25gで、朝昼晩の食前3回と食間2回、毎回5gずつです。

その結果は、次ページの表の通りです。**肝臓の状態を示すALTとγ-GTP、さらに驚いたことに、HDL（善玉）コレステロールが上昇し、逆にLDL（悪玉）コ**

レステロールが低下する傾向が見られました。素晴らしいチョコレート効果です。

無理なくできるのがいい

非アルコール性脂肪性肝疾患の人は、アルコールを飲んで肝臓が悪くなったわけではありません。多くはご馳走の食べ過ぎや、糖質の摂り過ぎで肝臓に脂肪がたまってしまった人たちです。そういった人たちに、「ごはんを今の半分にしなさい」、「おやつはダメです」といっても、守ってもらえるものではありません。

しかし、「チョコレートを食べてください」なら、みなさん笑顔でとり組んでくれます。チョコレートの効果についてさらに追及するために、より多くの患者さんたちを対象に、これからもデータをとり続けたいと考えています。

血液生化学・血液一般データ

検査項目	摂取前		3カ月後	
	平均値	標準偏差	平均値	標準偏差
ALT(IU/L)	37.22	± 22.30	31.93	± 17.96
γ-GTP(IU/L)	58.48	± 41.13	56.46	± 38.34
LDLコレステロール(mg/dL)	132.54	± 42.35	128.18	± 39.69
HDLコレステロール(mg/dL)	60.29	± 22.40	61.19	± 20.43
LDL/HDL比	2.52	± 1.22	2.37	± 1.17

■糖尿病を改善する食べ方②
野菜から食べはじめ、野菜でしめくくる

糖尿病を改善するには、インスリンのムダづかいをしないことです。そのためには、血糖値を上げない食べ方を身につける必要があるとすでに述べました。そこで私がお勧めするのが、ベジ・ファースト、つまり、**野菜を最初に食べる**ことです。

野菜には多くの栄養素が含まれていますが、なかでも血糖値を上げない**最強栄養素が食物繊維**です。とくに、水溶性食物繊維は胃の壁に張りついて糖の吸収を緩やかにするため、野菜のあとにごはんを食べれば、血糖値の急上昇を防ぐことができます。

2種類の食物繊維で血糖値の上昇を防ぐ

食物繊維には、水に溶けやすい水溶性の食物繊維と、水に溶けにくい不溶性の食物繊維があります。

①水に溶ける水溶性食物繊維

水溶性食物繊維を見つける目安はネバネバです。モロヘイヤやオクラ、あしたばなどのネバネバした野菜に多く含まれています。また、野菜以外でも、海藻類や納豆なども水溶性食物繊維が豊富です。

水溶性食物繊維は腸のなかをゆっくり移動して、さまざまな栄養素の吸収を緩やかにします。このため糖の吸収も緩やかになり、**血糖値の急上昇も防ぐ**わけです。

②胃で膨らむ不溶性食物繊維

不溶性食物繊維を見つける目安は、かみごたえです。よくかむ必要がある、ごぼうやホースラディッシュなどの野菜に多く含まれます。野菜以外でも、豆類、きのこ類などに豊富です。**不溶性食物繊維は、胃のなかで水分を吸収しながら数十倍にふくらんでいきます**。

これらの性質から、自然と食べるスピードが抑えられ、**食べ過ぎを防いでくれます**。また、食物繊維は腸のなかを移動する過程で、体に有害なものを吸着して便として押し出す働きもするので一石二鳥です。

主な野菜の食物繊維と糖質量

（100ｇ中の含有量）

食品名	水溶性食物繊維	不溶性食物繊維	食物繊維総量	糖　質
干しわらび（乾）	10.0	48.0	58.0	3.4
とうがらし・実（乾）	5.4	41.0	46.4	12.0
かんぴょう（乾）	6.8	23.3	30.1	38.0
切干しだいこん（乾）	5.2	16.1	21.3	48.4
エシャロット	9.1	2.3	11.4	6.4
アーティチョーク花らい（ゆで）	6.3	2.3	8.6	2.2
グリーンピース（ゆで）	0.9	7.7	8.6	9.9
ホースラディッシュ	0.8	7.4	8.2	9.5
よもぎ	0.9	6.9	7.8	0.8
しそ・葉	0.8	6.5	7.3	0.2
とんぶり（ゆで）	0.6	6.5	7.1	5.8
ごぼう（ゆで）	2.7	3.4	6.1	7.6
モロヘイヤ	1.3	4.6	5.9	0.4
あしたば（ゆで）	1.4	3.9	5.3	1.3
オクラ	1.4	3.6	5.0	1.6
にんじん	0.7	2.1	2.8	3.1
キャベツ	0.4	1.4	1.8	3.4
セロリ	0.3	1.2	1.5	2.1
きゅうり	0.2	0.9	1.1	1.9
レタス	0.1	1.0	1.1	1.7
トマト	0.3	0.7	1.0	3.7

主なきのこ、海藻類の食物繊維と糖質量

（100ｇ中の含有量）

食品名	水溶性食物繊維	不溶性食物繊維	食物繊維総量	糖　質
きくらげ（乾）	0	57.4	57.4	13.7
干しいたけ（乾）	3.0	38.0	41.0	22.4
まいたけ（乾）	1.5	39.4	40.9	19.0
ぶなしめじ（ゆで）	0.2	4.6	4.8	1.7
エリンギ（ゆで）	0.1	4.7	4.8	1.7
焼きのり	−	−	36.0	8.3
刻みこんぶ	−	−	39.1	6.9
粉寒天	−	−	79.0	2.7
干しひじき（乾）	−	−	51.8	4.2
カットわかめ	−	−	35.6	6.2

※文部科学省「日本食品標準成分表2017年版」〈七訂〉をもとに算出

■野菜以外に食物繊維を多く含む、きのこ・海藻・こんにゃく

野菜以外にも食物繊維を多く含むものがあります。その代表が、きのこ、海藻、こんにゃくです。野菜と組み合わせたり、野菜に飽きたときなどにお勧めです。

きのこのなかでもイチオシは、まいたけです。まいたけは**インスリンの生成に必要な亜鉛、血糖値を抑える働きをするマグネシウム、糖の分解機能を高めるナイアシンなどを含んだスーパーきのこ**です。ただ、きのこにはプリン体も多いので食べ過ぎに注意してください。

わかめやこんぶ、ひじきなど、海藻にも食物繊維が豊富です。ただし、海藻にはヨウ素が豊富に含まれていて、食べ過ぎると甲状腺機能低下症を起こすおそれがあるので、ほどほどに。とくに、甲状腺に異常のある人は控えてください。

こんにゃくは、こんにゃくいもからつくられています。いもが原料なのに、糖質はほとんど含まれていません。最近は、海外からもヘルシーフードとして注目が集まり、

イタリアではパスタに利用され、消費量も増えているそうです。ただ、一度に食べ過ぎると、下痢を起こすこともあります。胃腸に疾患のある人は主治医に確認してください。

最後に、血糖値をコントロールしたり、インスリンの働きをよくするキングオブ野菜を2つ紹介します。

その1　血糖値を下げる「ブロッコリー」

キャベツやケール、白菜、ブロッコリー、カリフラワーなどアブラナ科の植物に含まれる、**「スルフォラファン」**。この**スルフォラファンに血糖値を下げる効果があること**が、スウェーデンのイエテボリ大学がルンド大学糖尿病センターと行った共同研究で明らかになっています。

その2　インスリンの働きをよくする「玉ねぎ」

玉ねぎの独特なにおいのもとである、「シクロアリイン」と「イソアリイン」には、血糖値を下げる働きがあります。このほか、インスリンの働きを補うミネラルも豊富に含まれているので、糖尿病の改善のため毎日の食事にぜひとり入れてください。

■糖質の多い野菜、果物に注意！

野菜のなかにも糖質が多く含まれているものがあります。とくに**いも類には注意が必要**です。下に主な糖質の多い野菜、いも類を示したので、参考にしてください。

また、果物は体にいいと思い、おやつ代わりに食べている人もいますが、果物の多くは糖質を含むため、血糖値を下げたいのであれば、避けるべきです。

食事の最後にも野菜を食べる

食事の最後にも野菜を食べてください。よくかむことで口のなかに唾液を増やし、口腔内の衛生を保つことで、むし歯や歯周病の予防につながります。

糖質の多い野菜、いも類、果物　（100ｇ中の含有量）

食品名	糖質	食品名	糖質	食品名	糖質
スイートコーン（ゆで）	15.5	むらさきいも（蒸し）	28.4	バナナ	21.4
日本かぼちゃ（ゆで）	9.7	じゃがいも（蒸し）	17.9	マンゴー	15.6
西洋かぼちゃ（ゆで）	17.2	フライドポテト	29.3	柿	14.3
さつまいも（蒸し）	29.6	さといも（水煮）	11.0	パインアップル	11.9
さつまいも（焼き）	35.5	日本くり（ゆで）	30.1	ネーブル	10.8

※文部科学省「日本食品標準成分表2017年版」〈七訂〉をもとに算出

■糖尿病を改善する食べ方③　ごはんの前に肉を食べる

肉は「カロリーが高くて糖尿病にはよくない」と思われがちですが、決してそのようなことはありません。なぜなら、**肉には糖質がほとんど含まれていない**から。つまり、**血糖値を急上昇させる心配のない、安心して食べられる食材**といえます。

それを具体的に示したデータが次ページのグラフです。これは、関西電力医学研究所が行った調査結果で、食べる順番を変えて、血糖値の変動を追示したものです。被験者は2型糖尿病患者12名、健康な人10名で、次の3項目について調べました。

①ごはんを先に食べて魚を食べた場合。
②ごはんを食べる15分前にサバ水煮缶（220キロカロリー）を食べた場合。
③ごはんを食べる15分前に牛肉の網焼き（220キロカロリー）を食べた場合。

この結果、いずれもごはんを先に食べたときより、「肉が先」で40％、「魚が先」で30％も、血糖値の上昇が抑えられることがわかりました。

食べる順番で異なる血糖値の推移

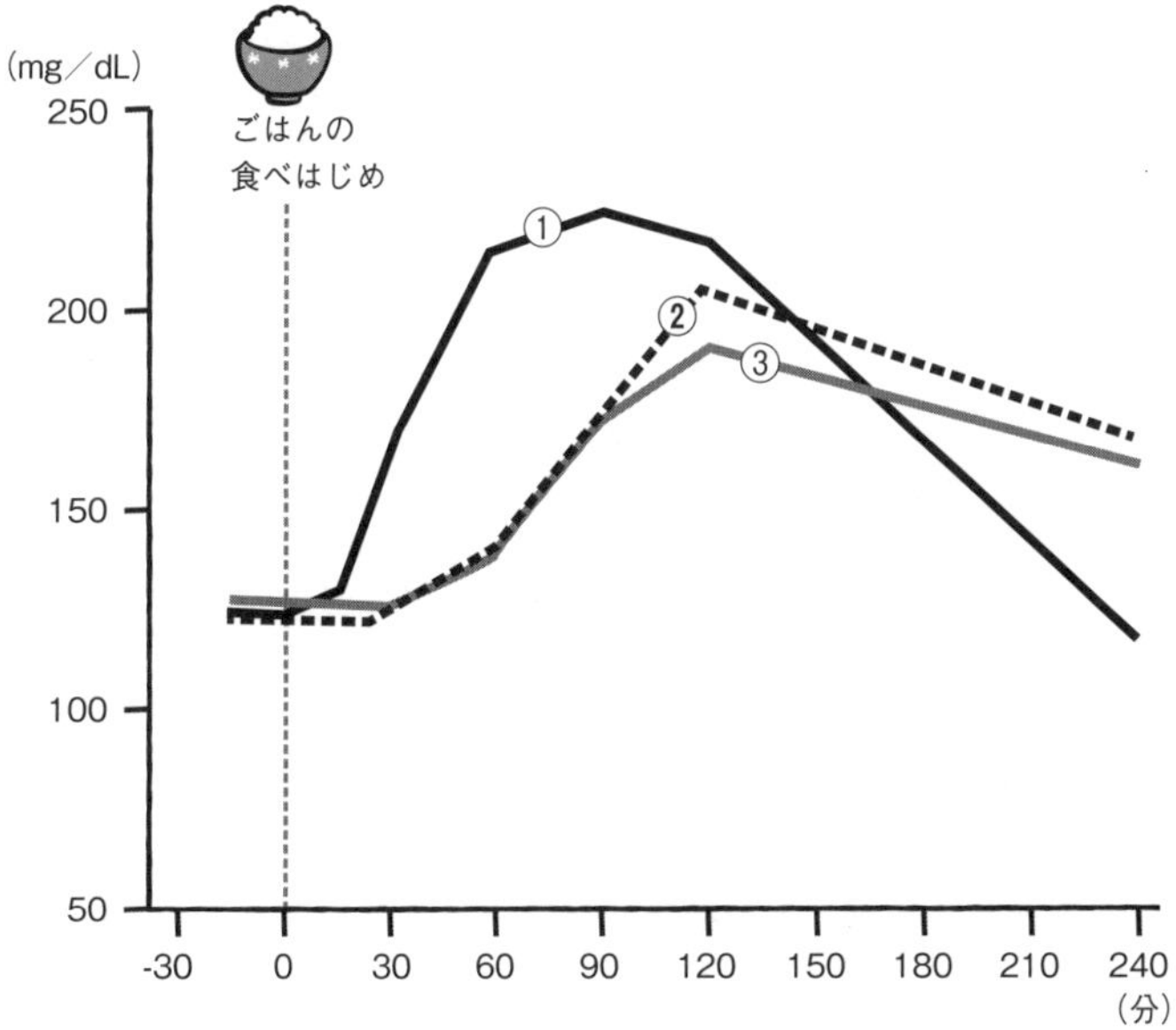

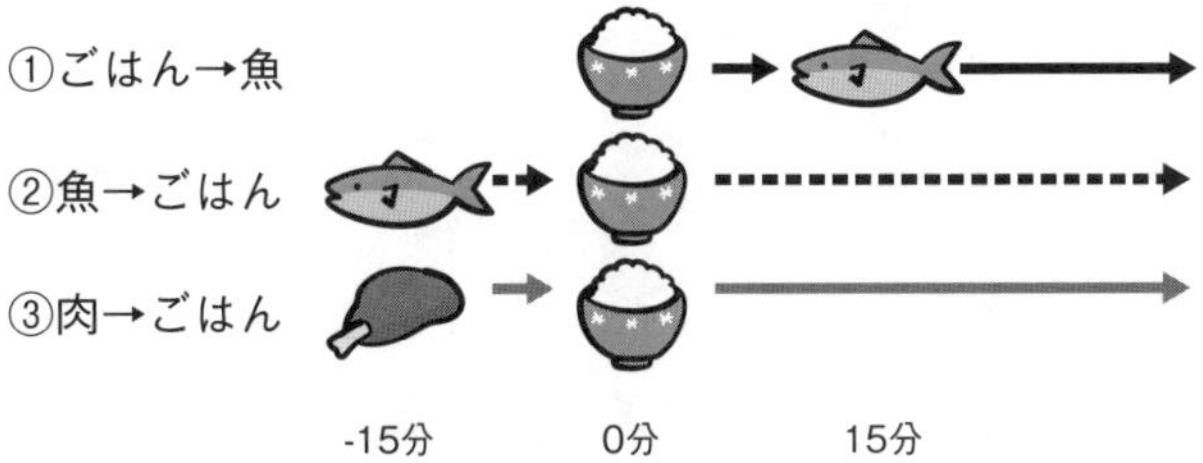

糖質を多く含むごはんを食べると、血糖値は急激に上昇。90分後をピークに120分からは急下降。肉や魚を先に食べると、ごはんを食べた30分後くらいから緩やかな上昇をはじめ、120分でピークを迎え、その後も緩やかに下降。

※関西電力医学研究所の矢部氏らの資料をもとに作成

血糖値を下げたのは消化管ホルモン「インクレチン」

インスリンの分泌を促す消化管ホルモンを、「インクレチン」といいます。その代表的なものが、グルコース依存性インスリン分泌刺激ポリペプチド（GIP）、グルカゴン様ペプチド-1（GLP-1）です。

関西電力医学研究所の実験では、魚を先に食べたときには、GLP-1が有意に高くなり、GIPも軽度に上がりました。しかし、肉を食べたときには、GLP-1ばかりでなく、GIPも有意に高くなりました。つまり、**たんぱく質を摂るなら、肉を食べたほうが効率的に血糖値を下げることができる**といえるのです。

私は、たんぱく質の重要性を訴え、ごはんの前に肉を食べることを推奨してきました。前出の実験結果からも、食事のときは、ごはんより肉を先に食べたほうがいいことが証明されています。血糖値の上昇を抑えるばかりでなく、肉は素晴らしい栄養素の宝庫。ごはんのぶんまで食べろとはいいません。いつもの食事の順番をちょっと変えるだけでいいのです。

■糖尿病改善に欠かせない「アルブミン」

私は、肝臓の専門医なので、長年「アルブミン」に注目してきました。アルブミンは、血液のなかの血清に含まれるたんぱく質です。血清とは、血液を固めたときにできる上澄みの部分の黄色い液で、このたんぱく質には、アルブミンとグロブリンの2種類があります。このうち、約60％がアルブミン、約40％がグロブリンです。

アルブミンは肝臓でつくられ、血管内に水分をとり入れたり、排出したりすることで血管内の水分濃度をコントロールする働きや、アミノ酸などを全身に運ぶ働きをしています。細胞の再生・修復に欠かせないもので、肝臓でつくられたあと、腎臓でろ過されるため、アルブミンの数値が下がると、肝臓や腎臓に障害が起こっている可能性があります。

本来なら、40歳を過ぎたらチェックしたいアルブミン量ですが、会社での健康診断やメタボ検診には含まれていません。アルブミンをチェックしたい場合は、人間ドックか、主治医に相談する必要があります。アルブミンは加齢とともに減っていくので、中高年になったら年に一度は確認しておきたいもの。基準値は、4・0g／dL以上です。

アルブミンは筋肉の材料なので、これが減ると、行動意欲の低下や活動量が減る「新型栄養失調」の状態になり、日常生活にも支障が出てきます。そればかりでなく、寝たきりや死亡リスクが高まるという報告もあります（下表参照）。

アルブミンが減ると、血液のなかの糖をとり込む力が落ちて、血糖値をコントロールできなくなってしまいます。そして、**体を動かす体力も失われ、運動不足になり肥満が悪化する、という悪循環を招く**のです。

アルブミン値が低いほど上がる、要介護、死亡リスク

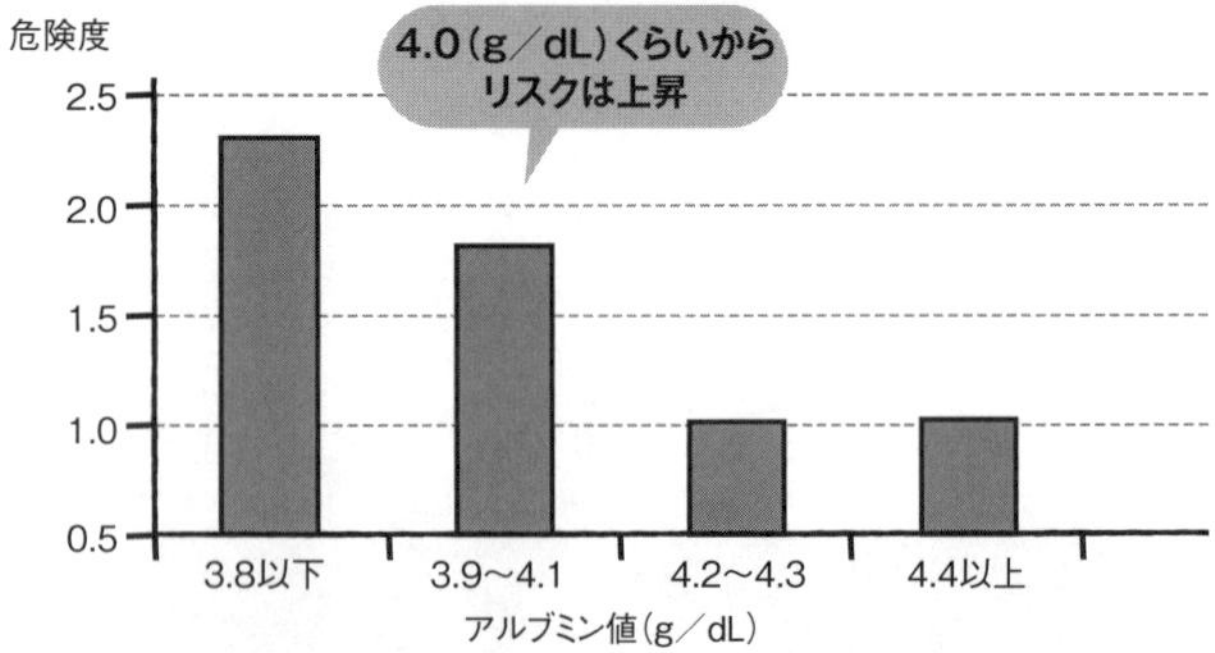

仙台市宮城野区鶴ヶ谷地区の70歳以上の住民832人を3年間追跡調査した結果。アルブミン値により4つのグループに分け、3年以内に死亡、あるいは要介護になるリスクを比較した。4.4以上を1として、危険度を比較。性別、年齢、教育歴、配偶者の有無、ソーシャル・サポートの有無、喫煙状態、飲酒状態、抑うつ、認知機能、疾患既往歴、主観的健康度を補正。

※東口みづかほかの論文（『日本公衆衛生雑誌』55刊7号、2008年）をもとに作成

目標は75歳でアルブミン値4・4g／dL以上

下のグラフからもわかるように、筋肉の量は40歳から徐々に減りはじめ、60歳を過ぎたころから急激に下降します。アルブミンの量には、このころから注意しておきたいものです。

私は、日々、患者さんと接するなかで、アルブミン値が4・0g／dLを切る人は気力も活力もないこと、逆に4・5g／dL以上の人には元気な人がたくさんいることに気づかされました。

筋肉を維持するためには、アルブミン値は最低でも4・3g／dLは必要です。

良質なたんぱく質、肉や卵から無理なくアルブミンを補給してください。

年齢の推移から見た筋肉量の変化

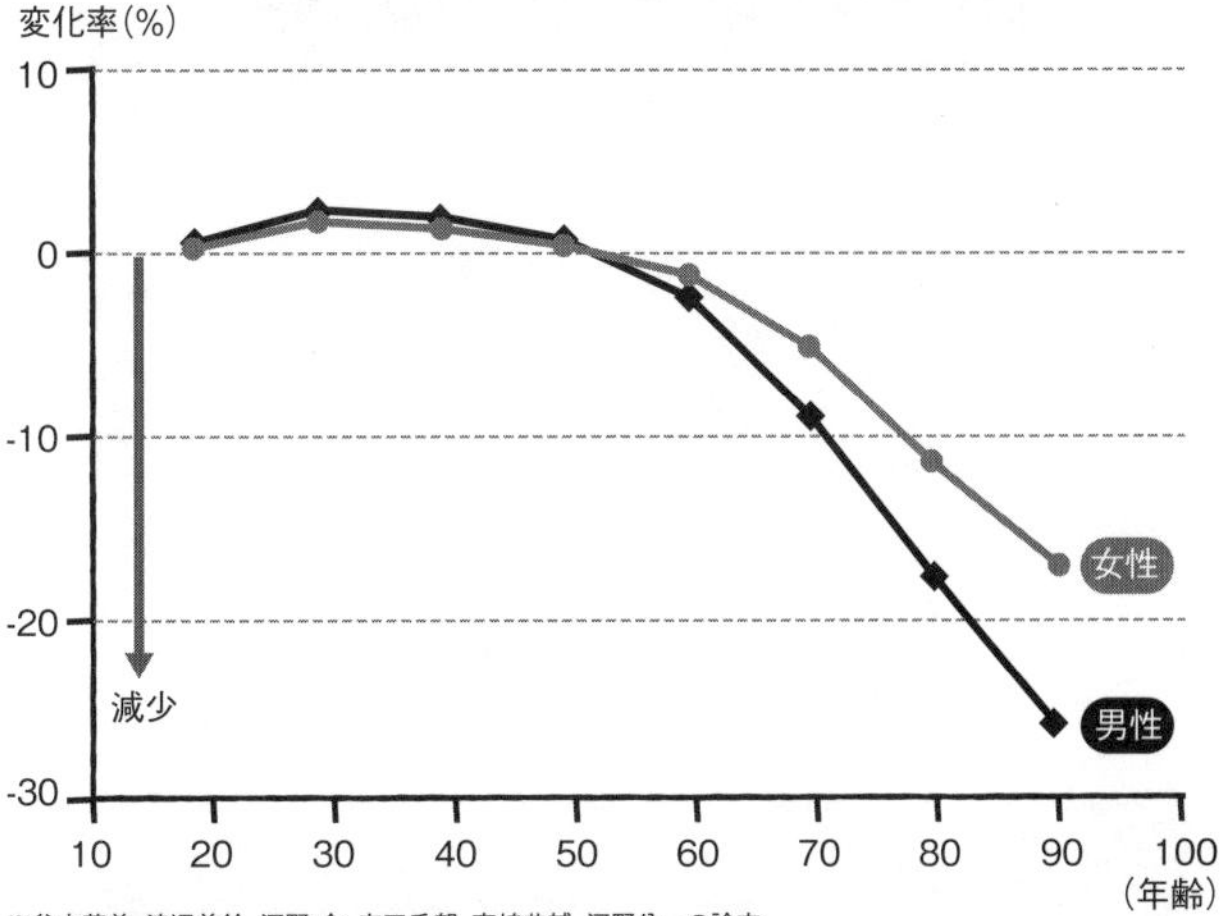

※谷本芳美、渡辺美鈴、河野 令、広田千賀、高崎恭輔、河野公一の論文
日本人の筋肉量の加齢による特徴（『日本老年医学誌』47巻1号、2010年）をもとに作成

■血糖値を抑え、アルブミンを補給する肉の選び方・食べ方

具体的に私がお勧めするのは、牛や豚の赤身と鶏肉です。

①牛肉のお勧め部位

牛肉の赤身の部位は、ネック、ヒレ、ランプ、カタ、モモ。調理が簡単な**モモやカタなどがお勧め**です。赤身肉はかみごたえがありますが、かむことによって肉本来の旨味を感じることができるばかりでなく、早食い防止にもなります。

高級な和牛の霜降り肉はお勧めできません。そのわけは、脂分が多いということ。適度な脂は体にとって必要ですが、過剰な脂はエネルギー過多になります。また、やわらかい肉は早食いにつながり、必要以上に食べてしまうことにもなります。霜降り肉のほかにも、バラ肉など赤身と脂が層になっている肉は避けてください。

②豚肉のおすすめ部位

豚肉もカタ、モモ、ヒレなどの赤身がお勧めです。バラ肉は避けてください。

豚肉には、たんぱく質のほか「疲労回復のビタミン」といわれるビタミンB_1が多く含まれ、その含有量はさまざまな食品のなかでもトップクラス。このほか、B_1以外のビタミン、カリウム、カルシウム、マグネシウムなども豊富に含まれています。

③鶏肉のおすすめ部位

鶏肉は牛や豚と違い白身ですが、同じく**脂の少ないムネ、ササミがお勧め**です。とくにササミはほとんど脂肪がなく、たんぱく質の宝庫です。

また、ムネ肉は肉の間に脂が含まれていないので、皮をとり除くだけで、脂肪を気にすることなく、安心して食べることができます。

牛、豚、鶏肉のほか、アミノ酸の一種であるカルニチンを多く含んでいる羊肉や、ミネラルや鉄分、カルシウムを多く含む馬の赤身肉などもお勧めです。

お勧めの食べ方①　サラダチキンを食べる

手軽にできる肉の食べ方として私が患者さんに勧めているのは、「サラダチキン」です。コンビニエンスストアやスーパーなどで手軽に入手できるサラダチキンは、そのまま食べられるうえ、1パックの量も100g前後と、1食分には適量です。

そして、レモンやスモークなど、いろいろな風味を楽しむこともできます。ただ、なかには塩分が多いものもあるので、塩分が少ないものを選ぶようにしてください。

料理が好きな人は、生のササミやムネ肉を100gぐらいずつに切り、ポリ袋に入れて湯せんすると、やわらかくおいしいサラダチキンができるので、ぜひ試してみてください。

また、サラダチキンと糖質の低いブランパン（ローソンで購入できます）の組み合わせがイチオシです。ブランパンとは穀物の外皮（ふすま）の部分を使用したもので、食物繊維やたんぱく質も豊富です。

お勧めの食べ方②　大豆製品と組み合わせて食べる

肉の動物性たんぱく質は、大豆などの植物性たんぱく質と一緒に摂ることで、吸収率がアップします。

豚肉のみそ漬けやすき焼きは、どちらも昔から日本に伝わる料理ですが、ある意味理にかなった調理法といえるでしょう。塩分に少しだけ注意すれば、どちらもベストコンビといえそうです。

同じく良質なたんぱく質を含む魚では、マグロ納豆、冷奴にしらすなどの組み合わせがあります。

また、大豆は単体でもうれしい効果があります。大豆に含まれるポリフェノールの一種、イソフラボンには、インスリンの働きをよくする作用があることがわかっています。厚生労働省の研究班は、大豆製品を多く摂っている女性は、2型糖尿病の発症リスクが低減すると発表しました。大豆製品を摂ることで、肥満女性の発症リスクは、最大38％も減少。ただし、これは肥満の女性や閉経後の女性にだけ確認されたものです。

肉を調理するときには高温調理に注意

第1章でも述べた通り、「糖化」によりつくられるＡＧＥ（終末糖化産物）は、老化を招きます。これは、高温で調理したたんぱく質に多いことがわかっています。肉は揚げたり炒めたりするより、蒸したりゆでたりして食べるようにしてください。

■肉を食べて筋肉を増やし、サルコペニア、フレイルを予防

「サルコペニア」と「フレイル」。あまりなじみのない言葉かもしれませんが、中高年になったら意識したい医学用語です。

厚生労働省では、サルコペニアは、「加齢に伴う筋力の減少、又は老化に伴う筋肉量の減少」。フレイルは、「老化に伴う種々の機能低下（予備能力の低下）を基盤とし、様々な健康障害に対する脆弱《ぜいじゃく》性が増加している状態、すなわち健康障害に陥りやすい状態」としています。フレイルは要介護状態の前段階ともいわれています。

筋肉量が減ると、日常生活での活動量も減少し、身体機能が低下、ますます筋肉量が減少するという悪循環を招きます。その結果、寝たきりになってしまうのです。

糖尿病も寝たきりも誰もが望むところではありません。そうならないためには、筋肉をつくるたんぱく質、つまり肉を積極的に食べることを心がけてください。

年寄りだから肉は食べないほうがいいというのは、時代錯誤の考え方です。

■糖尿病を予防するための口腔ケア

肉を食べるためには、肉を「かめる歯」が必要になります。トラもライオンも肉食の野生動物はみな立派な歯を持っています。野生動物の場合、歯がなくなることは死に直結しますが、人間の場合は自分の歯で食べられなくなると、老化の加速につながります。

1989年から、当時の厚生省（現：厚生労働省）と日本歯科医師会が「80歳になっても20本以上自分の歯を保とう」との目的で「8020（ハチマルニイマル）運動」をはじめました。この運動がはじまった当初の達成率は7％ほどでしたが、2017年には51・2％まで上昇しています。

それでは、老化がはじまる中高年になって、歯を失う原因は何だか知っていますか？

答えは歯周病です。

私の患者さんで、歯茎の腫れや出血があるのに痛みがないからと、1年以上放置していた方がいました。しかし、口臭が気になるようになり、ようやく歯科を受診、歯周病の診断を受けました。それまで歯は丈夫だからと、10年以上歯科を受診していなかったといいます。

そして、徹底した歯周病の治療を半年かけて行いました。

歯科の治療をはじめて3カ月が過ぎたころ、私のクリニックを受診すると、それまでヘモグロビンA1cが6・8％前後でしたが、6・3％に改善していました。糖尿病になっていたのですが、予備群に戻れたのです。

不思議に思い、何をしたか細かく聞いていきましたが、薬や食事、運動など何ひとつ変わったことはありません。ただひとつ、歯周病の治療をしていただけ。その後も、検査数値は改善し、歯周病の治療が終わって2カ月経ったころには、経口糖尿病薬を止めましたが、状態は安定しています。

このほか、血圧や肝機能を示すALTの数値も改善。その後は、歯科で定期検診をしてもらっているそうです。

糖尿病と歯周疾患は相関する

糖尿病患者は、そうでない人に比べて、2倍以上歯周病にかかりやすく、重症化しやすい傾向にあります。そして、歯周病にかかると血糖値のコントロールができにくくなり、糖尿病の改善はおろか、悪化につながります。

糖尿病と歯周病は、悪のスパイラルを招く関係にあるのです。

糖尿病になると高血糖の状態が続き、全身の血管が傷んでもろくなっていきます。糖尿病の合併症である血管障害は、歯茎の細い血管にもおよび、歯茎の炎症を悪化させてしまうのです。そのうえ、糖尿病になると免疫力が低下して傷が治りづらくなりますが、口腔内も同じで、歯周病菌の増殖も抑えられなくなってしまいます。

また、歯周病になると、「炎症性サイトカイン」という特殊なたんぱく質が、炎症部分から歯茎の毛細血管に侵入します。それが血糖値を下げるホルモン、インスリンの働きを妨げることがわかっています。インスリンが効かないと、膵臓ではもっとインスリンを分泌しなければと、どんどん分泌したあげく、インスリンが枯渇して重症の糖尿病になってしまいます。もちろん、歯周病もよくはなりません。

もし、糖尿病の治療で食事療法や運動療法を頑張っても、また、薬を飲んでもよくならないという人は、もしかしたら歯周病が原因で悪のスパイラルに陥っている可能性もあります。一度、歯科で検診を受けることをお勧めします。

歯周病の治療をすると糖尿病も改善する

歯周病を治療すれば、糖尿病は改善します。私のクリニックの患者さんで、前述の人とは別にもうひとり、歯周病を治療して効果が現れた方がいました。

7年ほど前から私のクリニックに通っている男性です。糖尿病の経口薬を服用し、食事療法と運動療法を行いましたが、ヘモグロビンA1cは7・0%のあたりをウロウロするだけで、いっこうに下がりません。それどころか、5年前からはヘモグロビンA1cが7・3%にまで上昇してしまいました。

日常の様子をこまごま聞いていくと、よくかまずに短時間で食べていること、夕食時間が遅いこと、就寝時にいびきをかくこと、口呼吸をしていること、歯みがきは簡単にすませること、などが判明。口腔に関する問題点が浮き彫りになりました。

さらに突っ込んで聞いていくと、「歯が痛いことがある」といいます。だから、よくかまずに飲み込んでいたのでしょう。また、歯肉がたまにうずくこともあるとか。そうなったときにだけ、しっかりと歯をみがいていたというのです。

そこでまず、歯科の受診を勧めました。すると案の定、進行した歯周病であることがわかり、治療を開始。その後、めでたくヘモグロビンA1cは6・5％にまで下がりました。

さて、肉の話に戻ると、肉はかみごたえのある食材です。とくに私が推奨している赤身肉は、じっくりよくかんで食べる必要があります。

健康な口腔に糖尿病なし。歯周病やむし歯にかかっていては、肉に限らず、食事をおいしく食べることはできません。

口腔ケアは、糖尿病だけでなく、全身の健康に影響するといわれています。定期的な歯科の受診を心がけてください。そして、ごはんを食べる前に肉を食べ、血糖値を急上昇させないこと。そうすれば、糖尿病はきっと改善できます。

■糖尿病を改善する食べ方④　毎日卵を食べる

「卵を食べてください」というと、「コレステロールが多いのに、本当に大丈夫ですか?」と聞き返す患者さんは少なくありません。とくに年輩の方に多い傾向があります。というのも、長い間、コレステロールの摂取基準が定められていたからです。

なぜ、長期間にわたり、卵を食べ過ぎてはいけないといわれてきたのでしょう。

この神話のはじまりは1913年のこと、ロシア帝国（現ロシア）の病理学者ニコライ・アニチコワが行った、うさぎの実験です。うさぎに栄養価の高い卵を食べさせたところ、血中のコレステロール値がどんどん上昇し、動脈硬化が起きたことから、「卵はコレステロールの著しい上昇を招き、食べ過ぎると動脈硬化を起こしかねない」という持論を展開したのです。

そもそもうさぎは草食動物です。雑食の人間と比べること自体がおかしいのです。しかしその後、人間でもコレステロールが動脈硬化の原因となり、心筋梗塞や脳卒中の原因となるなどの研究発表もあり、数年前まではまことしやかに「卵はコレステロールの敵」という誤った認識が生きていたのです。

卵のコレステロール神話崩壊

誕生からおよそ100年経った2015年、誤った神話は崩れることになります。

それまで厚生労働省は「日本人の食事の摂取基準」として、1日当たりのコレステロール摂取量を、18歳以上の男性は750mg未満、女性は600mg未満と提唱していました。それがアメリカの「コレステロール摂取は健康に影響しない」という発表を受けた形で、日本でも「日本人の食事の摂取基準2015年版」から、**コレステロールの摂取基準が撤廃されたのです。その理由について厚生労働省は、「基準を設定する十分な科学的根拠が得られなかったため」としています。

基準撤廃から、まだ3年半程度。神話は100年も続いていたのですから、一般の人が「卵はコレステロールが高いから食べない」というのも無理はありません。

私は以前から、たんぱく質を摂るために、肉とともに卵を食べるよう勧めていました。卵にはさまざまな栄養が含まれているほか、老若男女、歯の悪い人も食べられる食材だからです。

コレステロールを多く摂っても大丈夫なわけ

コレステロールは、体内（主に肝臓）でもつくられている脂質で、1日に体重1kg当たり12〜13㎎つくられています。コレステロール全体の70〜80％は体内でつくられ、食事から摂っている量は、全体の20〜30％にしか過ぎません。

人間の体はよくできたもので、もし、食事からコレステロールを摂り過ぎた場合には、体内でつくられるコレステロールの量を少なくするようになっています。逆に、食事からの摂取量が少ない場合には、体内での生産が増えるように、**体全体のコレステロール量は、常に一定に保たれるシステムになっている**のです。

したがって、コレステロールを含む食品、卵を食べたからといって、問題はありません。食事から摂るコレステロールが、血中コレステロール値に直接影響することもないのです。ですから私は、1日に食べる卵の個数に制限はもうけていません。

■卵は手軽に栄養が摂れる完全食品

卵は比較的物価の変動を受けない食品で、1パック（10個入り）200円前後で買うことができます。それなのに栄養はじつに豊富（下表参照）。

また、体内ではつくることのできないアミノ酸を豊富に含んでいます。体内ではつくれないものだからこそ、卵を食べて摂取しなければなりません。

とくに高齢者の場合は、食事制限して栄養をきちんと摂らなくなると、かえって低栄養状態に陥る可能性があります。

卵1個（約50ｇ）に含まれる栄養成分

栄養素	鶏卵（生）	鶏卵（ゆで）	栄養素	鶏卵（生）	鶏卵（ゆで）
エネルギー	75.5kcal	75.5kcal	ヨウ素	8.5μg	7.5μg
たんぱく質	6.15ｇ	6.45ｇ	ビタミンA	169μg	157.5μg
脂質	5.15ｇ	5.0ｇ	ビタミンD	0.9μg	0.9μg
コレステロール	210mg	210mg	ビタミンE	0.8mg	0.8mg
炭水化物	0.15ｇ	0.15ｇ	ビタミンK	6.5μg	6.0μg
食物繊維	0	0	ビタミンB_1	0.03mg	0.03mg
ナトリウム	70mg	65mg	ビタミンB_2	0.215mg	0.20mg
カルシウム	25.5mg	25.5mg	ナイアシン	0.05mg	0.05mg
マグネシウム	5.5mg	5.5mg	ビタミンB_6	0.04mg	0.035mg
リン	90mg	90mg	ビタミンB_{12}	0.45μg	0.45μg
鉄	0.9mg	0.9mg	葉酸	21.5μg	17.5μg
亜鉛	0.65mg	0.65mg	パントテン酸	0.725mg	0.675mg
銅	0.04mg	0.04mg	ビオチン	12.7μg	12.5μg
マンガン	0.01mg	0.01mg	ビタミンC	0	0

※文部科学省「日本食品標準成分表2017年版」〈七訂〉をもとに算出

卵黄に含まれる「卵黄レシチン」がすごい！

表に示した成分のほかにも、卵黄にしか含まれていない、貴重な成分があります。それが「卵黄レシチン」です。レシチンは細胞膜や脳神経を構成する成分です。レシチンが不足すると、脳の神経伝達物質がつくれなくなり、記憶低下や認知症などを発症するリスクが高くなります。また、レシチンには細胞膜を活性化する働きもあります。この働きにより肝細胞も活性化し、脂肪の代謝もよくなるため、脂肪肝が改善して肝機能が高まります。

さらに、動脈硬化の原因であるＬＤＬ（悪玉）コレステロールがレシチンの働きで血管の壁にたまるのを防ぎます。

つまり、**卵を食べれば、糖尿病改善ばかりでなく、アルツハイマー型認知症や脂肪肝、動脈硬化を防ぐことができる**というわけです。

なお、卵黄レシチンに含まれるコリンが、高血圧の予防、脂肪肝の予防、コレステロールの抑制などの働きをしています。

最低でも1日1個の卵を

これだけいろいろな栄養素が含まれているわけですから、本当に「卵は完全栄養食品」。年齢を重ねるほど食べてほしいイチオシの食材です。

最低でも、1日に1個は食べてください。2、3個食べても問題ありません。

生でも加熱してもOK

101ページの栄養成分表でもわかるように、卵は生でも加熱してもほとんど栄養成分は変わりません。お好みの調理法で食べて大丈夫ですが、塩やしょうゆ、ソースなどの調味料のつけすぎには注意が必要です。

また、大豆などの植物性たんぱく質と組み合わせて食べると、より効果的です。動物性たんぱく質といえば、チーズをつくる際に出る液やカッテージチーズ、ヨーグルトの「ホエイ（乳清）」に血糖値を下げる効果があるという研究報告もあります。卵との相性もいいので、乳製品と一緒に摂ることもお勧めです。

■糖尿病を改善する食べ方⑤　主食をちょいオフ

私は、糖質制限を推奨しています。しかし、「制限」といわれると、抑制されているような、否定されているようなイメージを持ってしまいがちで、完全な「シャットアウト」と捉えるような印象もあります。現に、糖質制限に挑んで、主食を完全に排除してしまう人もいますが、これについては賛成できません。

私が推奨しているのは糖質制限でも、「ちょいオフ」です。

私は以前、サッポロビールと共同で「食習慣と糖に関する20～60代男女1000人の実態調査」を行いました。その結果、糖質の平均摂取量は、男性が309g、女性が332gで、女性のほうが多いのに少し驚きました。

私が考える糖質の摂取量は、男性が250g、女性が200g。実際の平均摂取量を踏まえると、かなり減らさなければならない印象ですが、達成できない数字ではありません。少し心がけるだけで実現できるので、最初の一歩を踏み出してください。

■ごはんを10％減らせばいい

糖質は体に必要不可欠な栄養成分で、炭水化物に多く含まれます。もしまったく摂らなければ、健康を害するばかりではなく、老化を招くという研究報告もあります。

とはいえ、日本人は主食が米（炭水化物）。どうしても糖質の摂取量が多くなり過ぎます。そこで私は、「10％糖質カット」を勧めています。

「ごはんを10％カットといわれても、そもそも糖質量がどのくらいかわからない」という人も多いと思いますが、これはさして問題ではありません。要は、今まで摂っていた炭水化物の量を少しずつ減らしていけば、糖質の量も減らすことができるのです。

軽く盛ったごはん1膳は100～120gです。これから10％減らせば、100gなら90g、120gなら108gになります。いちいちはかるのが面倒な人は、これまで使っていた茶碗よりもひとまわり小さい茶碗に、軽く盛るようにします。

外食のときも同じです。ごはんを残すことに抵抗があれば、注文のときに「ごはんを少なめにしてくださいｌと、ひとこといえばいいだけ。さらに、白米、玄米、雑穀米などから選べる場合は、食物繊維が豊富な玄米、雑穀米を選ぶこと。また、おにぎりとカップ麺だった人は、おにぎりとサラダチキンに変えるなど、意識して糖質の量を減らすことが重要なのです。

たった10％でも、毎食、毎日、毎週、毎月……続けていくことで、糖質の総摂取量がグンと減ります。10％の減量に成功したら、20％減らしてもかまいません。ただし、まったく摂らないというのは危険ですからやめてください。

また、81ページでも触れましたが、**果物にも糖質が含まれている**ことも忘れてはなりません。昔のみかんやりんごは酸っぱかった。ぶどうにしても梨にしても、ほとんどの果物は、数十年の間に非常に甘くなりました。

たしかに糖質の「甘み」は、人を幸せな気持ちにさせてくれます。しかし、糖尿病予備群や糖尿病の人は、この幸せに首までどっぷりと浸かっていてはいけません。ちょっとはセーブして、せめて胸のあたりまでにしたいもの。デザートの量を減らすことも、糖質オフに確実につながるのです。

パン、麺類、餅にも注意

ちょいオフしなければならないのは、ごはんだけではありません。**パンや麺類、米を加工した餅もまた、糖質を多く含んでいます**。

パンを食べるなら、糖質の少ないふすま（穀物の外皮）を使ったブランパンや食物繊維の多いライ麦パン、かみごたえのあるフランスパンなどがお勧めです。

麺類は、ツルツルと入っていくので、ごはんよりも糖質を摂りやすい傾向にあります。夏が終わった秋に、私のクリニックの患者さんも数値が悪くなることがあるのですが、暑くて食欲がない夏に、そうめんや冷たいそばばかり食べるせいです。

一見、そばは健康によさそうですが、糖質を多く含みます。食べるときは量を減らし、できるだけかむように心がけてください。最近では、全粒粉のパスタやそうめん、そばも売られていますから、麺類が食べたいときには、そちらがお勧めです。

また、ごはん（米）を加工したビーフンや餅も、当然糖質が多く含まれているので、10％オフを忘れないでください。

■お酒の糖質にも注意

私は肝臓の専門医ですが、患者さんに、必ずしも禁酒しなさいとはいいません。なぜかというと、アルコールを分解する過程で糖が必要になり、血糖値が上がりにくくなるからです。

ここで注意したいのが、お酒に含まれる糖質。日本酒は米、ビールは大麦など、糖質を多く含む原料からつくられています。カクテルには糖類が添加され、ワインには果糖が含まれています。

ただ、赤ワインには、果糖も含まれていますが、活性酸素を抑えるポリフェノールも豊富。活性酸素は、老化を促進する酸化物質の原因です。糖質の悪影響と比べても、ポリフェノールの働きが上まわるので、赤ワインは安心なお酒といっていいでしょう。

また、お酒のなかには糖質を含まないものもあります。それが焼酎やウイスキー、バーボン、ジンなどの蒸留酒です。はやりの蒸留酒を炭酸で割ったハイボールは、糖質を気にすることなく、濃度も調整できるのでいいかもしれません。

もちろん、蒸留酒を含めて、酒類の飲み過ぎは肝臓に負担をかけます。**ビールなら350mL缶2本、日本酒は2合、ウイスキーダブル2杯、ワインはグラス2杯（およそ300mL）までに**しておきましょう。

最近は企業が率先して健康にいい商品開発を行い、ビールでも、糖質0、プリン体0などの商品を売り出しています。糖尿病や痛風の人にとってはうれしい配慮です。ビールに限らず、「薬を捨てる」ためにも、企業のノウハウはとても重要になってくるでしょう。私も企業と協力して「糖質オフ」の商品をいくつも開発してきました。多くの人が食事やお酒を楽しめるよう、この輪がもっと広がることを願っています。

さて、酒席ではたしかにお酒への注意が必要ですが、それ以上に気をつけるべきは、つまみです。なぜなら、つまみには糖質や塩分が含まれる食べものが多いから。お酒には合いますが、フライドポテトやお好み焼き、コロッケなどは控えるようにしてください。その代わりに、たんぱく質豊富な焼き鳥やチーズ、枝豆、食物繊維の多いナッツなどを食べましょう。そして、シメのラーメンはグッとこらえてください。

■スイーツは糖質のかたまり

女性のなかに「私、糖質制限やっているから、ごはんは食べないの」といいながら、お菓子は別と、スイーツバイキングで満腹感を得ている人がいます。これは本末転倒。ごはんで満腹になるほうが、まだマシです。104ページで紹介した1000人調査で、女性のほうが糖質を多く摂っているのは、スイーツが原因ではないかと思います。

私のクリニックは東京駅の近くにありますが、周辺を歩くと、たくさんのお菓子屋さんがあり、どこも長蛇の列をなしています。加えて最近では、コンビニエンスストアでもおいしいお菓子が安価で売られるようになったので、高級店も競争を強いられ、スイーツ戦国時代の様相を呈しています。

海外からはパンケーキのお店やかき氷のお店が、今がそのときとばかりに進出しています。夏の炎天下、数時間の行列に並んだ人が、熱中症で救急搬送されたというのは耳に新しいニュースです。

糖質制限、糖質制限といいながら、ごはんを食べずにお菓子を口にしている人を見ると、ムダな努力をしているとしか、私の目には映りません。

スイーツ10％削減！　代わりに高カカオチョコ

スイーツは砂糖のかたまり、糖質だらけです。糖質制限では、まず、お菓子を食べないようにすること。しかし、最初から「１００％食べない」とするのは難しいでしょう。ごはん同様、10％削減からはじめます。

たとえば、10㎝カットして食べていたバウムクーヘンを９㎝にする、シュークリームは大きいものではなく、いくつか入った小さいものを２つだけ食べる、などです。カカオ70％以上のチョコレートに置き換えるのも、もちろんＯＫ。

また、甘いお菓子だけでなく、スナック菓子やせんべいなどにも注意してください。ポテトチップスは糖質の多いじゃがいも、せんべいは米、コーンスナックはトウモロコシが原料で、いずれも糖質を多く含みます。甘い砂糖が使われているものばかりに目がいきがちですが、原料を見て判断することも大切です。

■調味料はかけずに少量つける

サラダや肉を食べるとき、そのまま食べる人は少ないでしょう。素材の味で食べられるものもありますが、塩やしょうゆ、ドレッシングなどをつけているのではないでしょうか。しかし、調味料にも糖質の多いものがあるので、用心してください。

さらに、調味料で一番問題なのは、塩分です。

塩分が直接的に血糖値を上げるわけではありませんが、摂り過ぎると血管を傷つけ、高血圧を招いてしまうからです。

調味料は、「かける」ではなく「つける」にします。ドレッシングも直接サラダにかけるのではなく、適量を容器にとってから、和えるようにしてください。また、100円均一ショップなどで売られているしょうゆのスプレー容器は減塩にいいアイテム。ひと押しでまんべんなくかけることができるので、冷奴や寿司など、つけ過ぎを防ぐことができます。

主な調味料に含まれる糖質・塩分

（グラムの表記のないものは、大さじ1杯15g相当）

調味料名	糖質量（g）	食塩相当量（g）	調味料名	糖質量（g）	食塩相当量（g）
ウスターソース	3.945	1.26	洋風だし（180g）	0.54	0.9
中濃ソース	4.47	0.87	固形ブイヨン（1個5g）	2.09	2.16
お好み焼きソース	4.995	0.765	顆粒おでん用	4.83	8.415
こいくちしょうゆ	1.515	2.175	顆粒中華だし	5.49	7.125
うすくちしょうゆ	1.17	2.4	顆粒和風だし	4.665	6.09
たまりしょうゆ	2.385	1.95	めんつゆ　ストレート	1.305	0.495
減塩しょうゆ　こいくち	1.35	1.245	めんつゆ　三倍濃縮	3.0	1.485
だししょうゆ	0.78	1.095	エビチリの素	1.425	0.255
食塩	0	14.925	オイスターソース	2.715	1.71
精製塩　家庭用	0	14.94	三杯酢	2.715	0.3
黒酢	1.35	0	二杯酢	1.29	0.975
穀物酢	0.36	0	すし酢ちらし・稲荷用	5.235	0.975
米酢	1.11	0	デミグラスソース	1.65	0.195
バルサミコ酢	2.91	0.015	テンメンジャン	5.25	1.095
りんご酢	0.36	0	ナンプラー	0.405	3.435
本みりん	6.48	0	ホワイトソース	1.32	0.15
みりん風調味料	8.235	0.03	ぽん酢しょうゆ	1.2	0.87
トマトケチャップ	3.84	0.495	マーボー豆腐の素（120g）	12.48	4.32
トマトピューレー	1.215	0	ミートソース（100g）	10.1	1.5
トマトソース	1.11	0.09	ゆずこしょう	0.465	3.78
チリソース	3.66	0.45	米みそ　甘みそ	4.845	0.915
和風ドレッシングタイプ調味料	2.385	1.11	米みそ　淡色辛みそ	2.55	1.86
フレンチドレッシング	0.885	0.45	米みそ　赤色辛みそ	2.55	1.95
和風ドレッシング	0.765	0.555	麦みそ	3.555	1.605
ごまドレッシング	2.55	0.405	減塩みそ	3.03	1.545
サウザンアイランドドレッシング	1.335	0.54	だし入りみそ	2.67	2.115
マヨネーズ　全卵型	0.675	0.27	即席みそ　粉末タイプ（5g）	1.82	1.03
マヨネーズ　卵黄型	0.255	0.345	即席みそ　ペーストタイプ	1.89	1.44
低カロリータイプ	0.375	0.585	辛子酢みそ	6.69	0.495
トウバンジャン	0.54	2.67	酢みそ	3.3	0.465
ラー油	0	0	カレールウ（100g）	41.0	10.7
かつおだし（180g）	0	0.18	ハヤシルウ（100g）	45.0	10.7
昆布だし（180g）	1.62	0.36	粒入りマスタード	1.905	0.615
かつお・昆布（180g）	0.54	0.18	こしょう　黒粉（5g）	3.33	0.01
しいたけだし（180g）	1.62	0	こしょう　白粉（5g）	3.505	0
煮干しだし（180g）	0	0.18	しょうが おろし（5g）	0.43	0.075
鳥がらだし（180g）	0	0.18	にんにく おろし（5g）	1.85	0.23
中華だし（180g）	0	0.18	わさび　練り（5g）	1.99	0.305

※文部科学省「日本食品標準成分表2017年版」〈七訂〉をもとに算出

■外食産業も糖質制限を導入

糖質制限で一番困るのは、外食ができないことでした。しかし、最近では、続々と糖質カットメニューを開発する店が増えています。少しですが、どのようなものを出しているのか紹介してみます。

①くら寿司
シャリを酢漬け大根にチェンジできる
シャリを通常量の半分のサイズにできる
丼物のごはんを小盛にできる

②すき家
牛丼のごはんを豆腐にチェンジできる
こんにゃく麺を使ったロカボ（低糖質）メニューがある

③松屋
定食のごはんをおろし湯豆腐にチェンジできる
④吉野家
食後血糖値の上昇を穏やかにするサラシア牛丼がある
⑤大戸屋
ごはんの量を選べる
白米を五穀米にチェンジできる
⑥ガスト
低糖質の麺のメニューがある
低糖質のスイーツがある
⑦ロイヤルホスト
低糖質のパンがある
雑穀ごはんを選べる

⑧フレッシュネスバーガー
　低糖質バンズを選べる
⑨モスバーガー
　バンズをレタスに変えたメニューがある
⑩ファーストキッチン
　バンズを使わず、ハンバーグで野菜をサンドしたメニューがある

ただ、ここでひとつ注意したいのはスイーツです。これらのお店のほとんどで、スイーツを提供しています。せっかく、糖質の低いごはんやパンに変えても、スイーツを食べてしまっては努力がムダになってしまいます。この点に注意すれば、糖質を控えながら、無理なくおいしく外食を楽しむことができます。

108ページのお酒の項でも述べましたが、企業はお客さんのニーズに敏感です。糖質をカットするためのメニューがいろいろ考案されており、医療現場とのギャップを考えさせられます。

コンビニエンスストアも上手に利用

今や、どこでも見かけるコンビニエンスストア。ここでも、糖質がカットできるパンやお弁当、お菓子などが売られています。

その先駆けとなったのは、ローソンのブランパンです。低糖質のふすまが原料なので、安心して食べることができます。この開発には当初から私もかかわっているので、胸を張ってお勧めします。

90ページの肉のお勧めの食べ方でも紹介しましたが、サラダチキンも糖質が低く、しかもたんぱく質が豊富です。また、ファミリーマートでは、ライザップとコラボ開発した低糖質のスイーツを販売しています。甘いもの好きにはうれしい商品です。

これらの外食店やコンビニエンスストアを賢く利用することで、容易に糖質をカットすることができる時代になりました。

表示をチェックして、「薬を捨てる」生活を手に入れてください。

【症例3】
卵を食べたらコレステロール値も下がった！　70歳　女性

私のクリニックには、じつにいろいろなタイプの糖尿病の患者さんが来られます。そのなかには「卵を食べるとコレステロール値が上がるから、週に1、2個までにしてください」とほかの病院で指導された人も少なくありません。

Cさんは糖尿病の食事制限で、肉や卵などの動物性たんぱく質を避け、野菜ばかり食べていました。そのためでしょう、私のクリニックに来るのもやっとのようで、よろよろとしていました。

そこで私は、「野菜も大事ですが、食事の最初にお肉を食べてください。もし、お肉が食べられないようなら、卵でもかまいませんよ」と伝えました。するとCさんは、「卵を食べていいのですか？　コレステロール値も高いので……」と戸惑った様子。

そんなCさんに私は、肉や卵などの動物生たんぱく質は筋肉のもととなること、これが減ってしまうと歩けなくなってしまうことなどを説明しました。

「肉は食べられないので、卵を1日1個食べればいいでしょうか?」とたずねるCさんに、「何個でもいいですよ」と答えると、ややびっくりされていましたが、うなずいて帰られました。

そして2カ月後、Cさんは足どりもしっかり、見違えるように元気になって来られました。聞けば、卵を1日5個食べていたそうです。

血中たんぱく質の量を示すアルブミン量は、3・9g/dLから4・5g/dLに上昇。アルブミンは、筋肉の原料となる物質です。筋肉量が増えたようで、体を動かすことが苦にならなくなったといいます。その結果、基礎代謝量が上がり、血糖値はもちろん、コレステロール値も基準値まで下がり、大変喜んでおられました。

とくに高齢者は、肉や卵などのたんぱく質を控える傾向にあります。しかし、たんぱく質は、筋肉をつくるもととなる栄養素です。これが不足してしまうと、歩くことが困難になり、次第に引きこもりがちになって、寝たきりを招く原因になります。年を重ねるほど、意識してたんぱく質を食べるようにしてもらいたいものです。

食後に跳ね上がる血糖値スパイクにご用心！

健康診断で空腹時血糖値が正常（100mg／dL未満）で、食後２時間血糖値も正常（140mg／dL未満)、だから糖尿病の心配なし！　と思っている人がいますが、何事にも絶対はありません。

じつは、**食後の短時間の間に急激に血糖値が上がり、急降下する人がいます。この異常な乱高下を「食後高血糖」、または「血糖値スパイク」と呼びます。**これは**ふつうの検査では、糖尿病かどうか判断することはできません。**また、太っていなくても、若い人でも、この現象は起こることがあるので、**「隠れ糖尿病」ともいわれています。**

これといった症状が見られるわけではありませんが、血糖値が急下降すると低血糖状態になるので、急な眠気や倦怠感、頭痛などの症状が現れることがあります。

「食後に眠くなるのは、満腹だからだ」と安易に考えては危険です。食後、このような症状が続いている場合には、一度、専門医を受診して、食後１～２時間の血糖値を調べることをお勧めします。食事のたびに血糖値が乱高下していたら、体中の血管が悲鳴を上げているかもしれません。

第4章

動ける体が糖尿病を治す！

■脂肪燃焼効率がよくなる骨格筋を強化

筋肉は主に、姿勢を保ったり体を動かしたりするための骨格筋、心臓を動かしている心筋、内臓や血管の働きを保つ平滑筋の3つに分類することができます。

骨格筋は自分の意思で動かせる筋肉で、心筋や平滑筋《へいかつきん》は不随意筋《ふずいいきん》といって、自分の意思では動かすことのできない筋肉です。

もちろん、**運動で鍛えることのできる筋肉は、自分の意思で動かせる骨格筋**です。**脂肪を筋肉から追い出し、糖や脂肪を燃焼できる筋肉に変えることができれば、基礎代謝量がアップ**します。基礎代謝は、生命を維持するうえで欠かせない最低限必要なエネルギーで、1日の総エネルギー消費のおよそ70%を占めています。この基礎代謝量を上げることで、脂肪燃焼効率のいい体に変えることができるのです。そのためにも、骨格筋を効率的に鍛えることは重要です。

ここで少し筋肉について解説しておきます。

酸素を蓄え、エネルギーをつくり出す「赤筋」

骨格筋には2種類あります。「ミオグロビン」というたんぱく質が多く含まれ、赤い色をしているのが「赤筋」です。酸素をたっぷり蓄えているので、たくさんのエネルギーをつくり出すことができます。

赤筋は収縮するスピードが遅いため、瞬間的に大きな力を出すことはできません。反面、繰り返しの収縮に強く、長い間、同じ力を出し続けることが可能で、**年を重ねても衰えにくい筋肉**です。赤筋は長距離ランナー的な筋肉で、「遅筋」ともいわれます。

瞬時に大きな力を発揮する「白筋」

白身がかった色をしている「白筋」は、収縮スピードが早く、瞬間的に大きな力を出すことができます。反面、収縮を維持することができず、すぐに疲れてしまいます。

白筋は、**20歳前後から減少しはじめる、老化が早い筋肉**です。白筋は短距離ランナー的な筋肉で、「速筋」ともいわれています。

糖尿病の敵「脂肪筋」を「スロー・スクワット」で撃退

2型糖尿病で問題になるのは「脂肪筋」です。**脂肪筋は、筋線維のなかに脂肪が入り込んでしまった状態**で、いわば松坂牛や神戸牛などの霜降り肉と同じです。

肉は赤身のほうがいいと第3章でも述べましたが、筋肉もやはり赤身にしたことはありません。

前ページで解説した、持久力のある「赤筋」を鍛えれば、霜降りが解消されるばかりでなく、基礎代謝量も上がり、全身の脂肪燃焼にもつながります。**「赤筋」は年を重ねても衰えない筋肉、持久力のある筋肉なので、何歳になっても無理なく鍛えることができます。**

鍛えるというと、設備の整ったジムやマシーンなどを連想して、「そこまでできない」とあきらめる人が多いものです。しかし、それほど過酷なトレーニングは必要ありません。器具も使わず、効率よく、楽をして鍛える方法があります。

それが、「スロー・スクワット」です。

「スロー・スクワット」で大腿四頭筋に負荷をかける

人間の骨格筋のなかで一番大きな筋肉を知っていますか？

それは太ももにある「大腿四頭筋」です。

この大腿四頭筋は鍛えていないと、年とともに弱くなっていき、どんどん脂肪がたまっていきます。人の**筋肉の7割は下半身にある**といわれていますから、大腿四頭筋が脂肪の貯金箱になってしまわないように、しっかりと鍛えていきたいものです。

糖尿病の運動療法では、ウォーキングなどの有酸素運動が推奨されますが、残念ながらこれだけでは、大腿四頭筋の脂肪は燃焼できません。

私が指導する**「スロー・スクワット」は、大腿四頭筋の脂肪を燃やす**トレーニング。筋肉が運動の負荷により疲れると、乳酸という疲労物質が生まれます。これが成長ホルモンの分泌を促進して筋肉を強化できるのです。その結果、**筋肉のなかに入り込んだ脂肪も効率よく燃焼でき、「脂肪筋」も撃退**できます。

次ページで「スロー・スクワット」を紹介しますので、ぜひ行ってください。

■糖尿病を改善する運動　実践！ 栗原式「スロー・スクワット」

①肩幅よりやや広く、両足を開いて立ちます。両腕は胸の前で組みます。

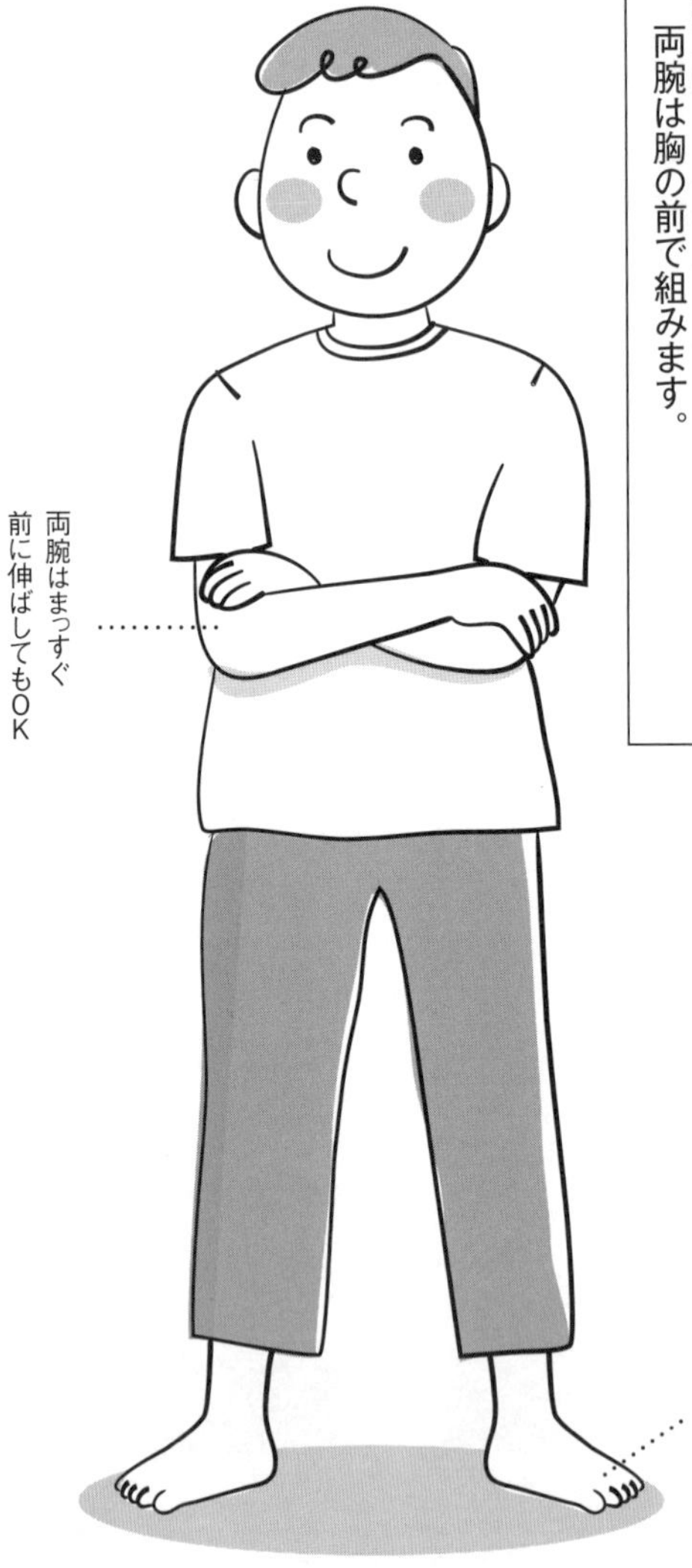
両腕はまっすぐ前に伸ばしてもOK
つま先は外を向ける

②息を吸いながら5秒くらいかけゆっくりと、
お尻を引くように膝を曲げていきます。

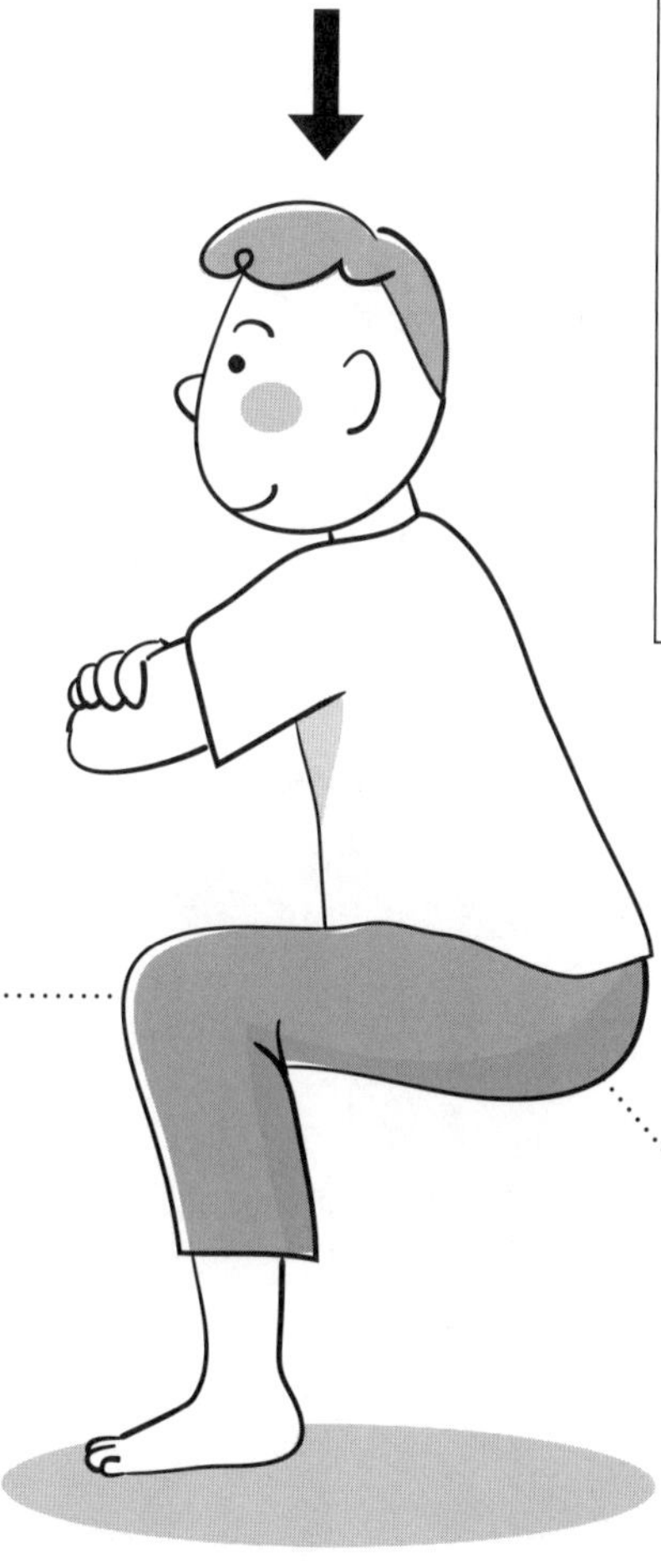
膝がつま先より前に出ないように
お尻を少し突き出すようにすると
太ももに負荷がかかる

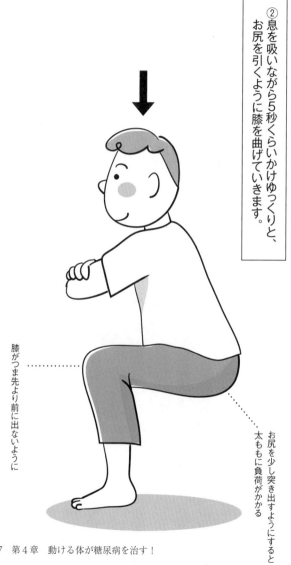

③5秒かけて膝が伸びきらない程度に
立ち上がります。

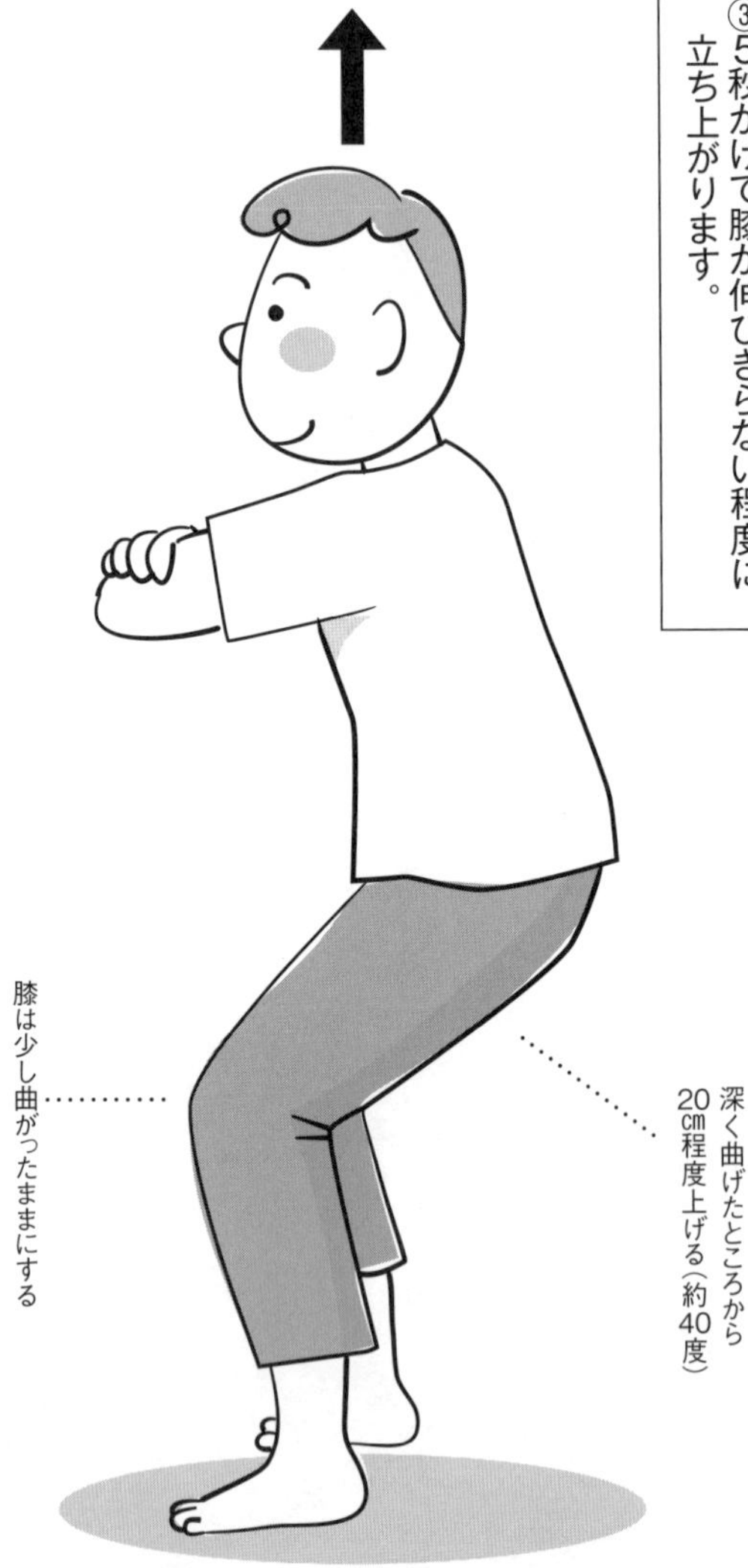
膝は少し曲がったままにする
深く曲げたところから20㎝程度上げる（約40度）

④軽く膝が曲がった状態から、②、③を、5回繰り返します。
朝晩1セット行います。

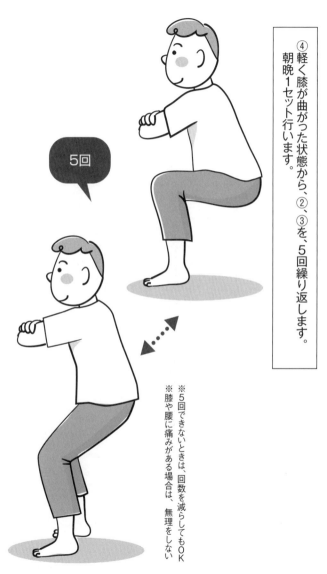

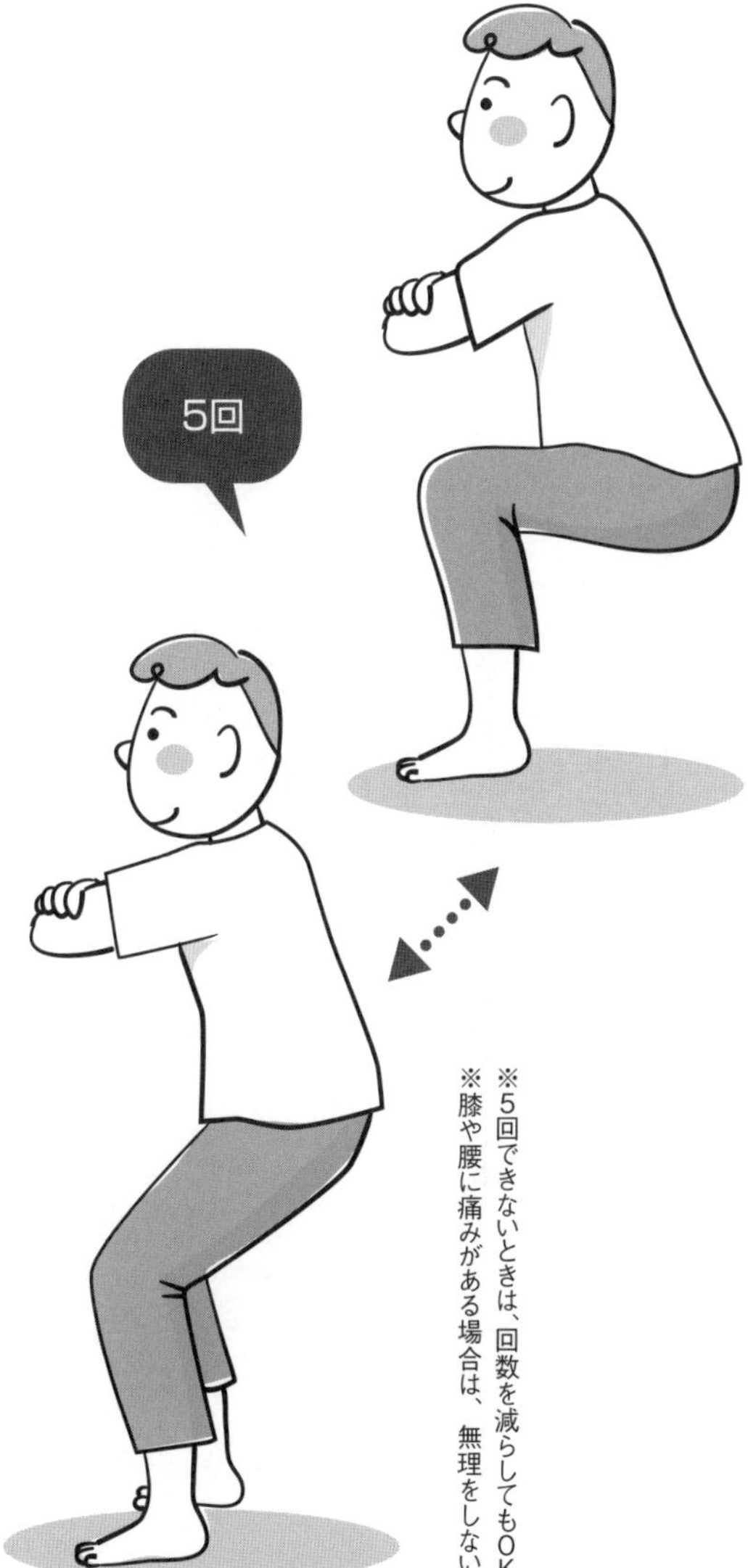

※5回できないときは、回数を減らしてもOK
※膝や腰に痛みがある場合は、無理をしない

■「スロー・スクワット」で血糖値を下げる！

年をとるにつれて、だんだん運動をする機会は減っていきます。ふと気がつくと、駅の階段で息切れしたり、混雑した揺れる電車のなかで踏ん張れなかったり、体の衰えとともに筋力が低下している自分に気づかされるもの。加えて運動をしない期間が長いと、健康であっても体を動かすことがおっくうになってしまいます。

生活習慣病である糖尿病は、長年にわたる偏った食事や運動不足が原因なので、これを克服するには、食生活の改善と運動は欠かせません。ところが、糖尿病で太ってしまうと、食生活の改善はできても、運動が追いつかない人が多いもの。しかし、ここで頑張って、**少しでも体を動かさなければ糖尿病が悪化し、合併症を引き起こしてしまいます**。

血糖値を上げ下げするのは食生活で、運動は関係ないと思っている人がいるかもしれませんが、それは大きな間違いです。

血糖値を下げる秘密は、筋肉のなかにあった

乳酸が発生する適度な筋肉トレーニングをすると、筋肉はエネルギー源が必要となり、糖をどんどんとり込みます。その結果、血糖値が下がります。

筋肉のなかには、GLUT4というたんぱく質があり、インスリンの働きに呼応して糖のとり込みを促進すると考えられていました。しかし、運動をするだけで、インスリンがなくても、GLUT4が糖のとり込みを促進することがわかってきたのです。

つまり、**運動をすれば筋肉の細胞内部にあるGLUT4によって血糖値を下げることができ、インスリンをムダづかいしなくてすむ**ということ。これにより膵臓の負担軽減につながります。たとえインスリンの働きが悪くなっていても、運動によって血糖値を下げることができるのです。これを「急性代謝効果」といいます。

さらに、筋肉トレーニングを続けていると、GLUT4が増加することもわかっています。筋肉トレーニングによる相乗効果で、血糖値が上がりにくい体に変化していくので、ヘモグロビンA1cも安定。これが、「長期の効果」です。

筋肉トレーニングによるうれしい効果

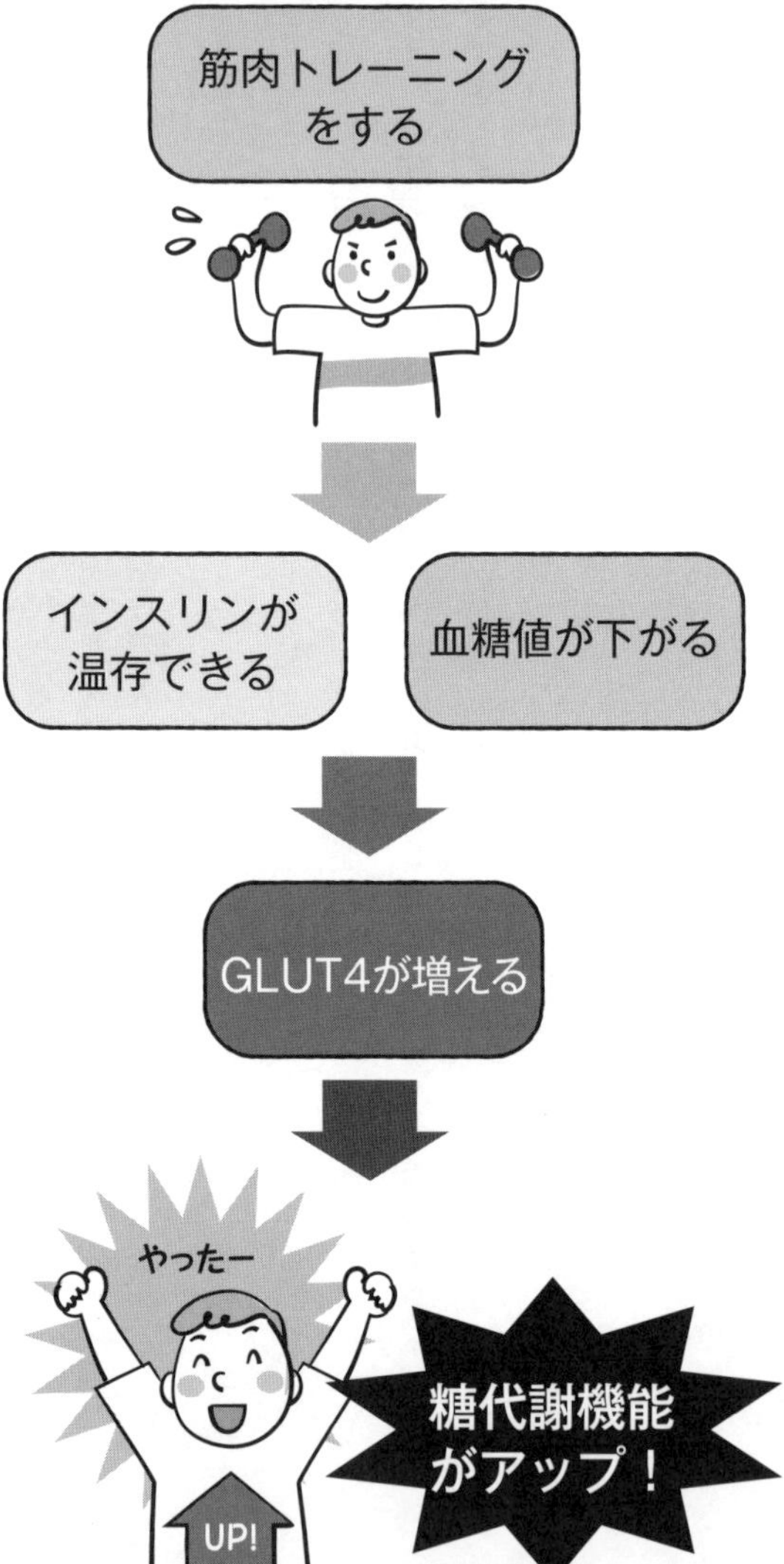
筋肉トレーニングをする
インスリンが温存できる
血糖値が下がる
GLUT4が増える
やったー
UP!
糖代謝機能がアップ！

運動で体にいいホルモンを増やそう

筋肉トレーニングにより筋肉の量が増えると、筋肉から体にいいホルモンが分泌されることもわかってきました。

筋肉のなかでつくられているホルモンはおよそ50種類ほどあり、これを総称して、「マイオカイン（マイオ＝筋肉、カイン＝作動物質）」と呼んでいます。

マイオカインには、筋肉をつくるほかに、骨をつくったり、炎症を抑えたり、免疫力を上げたり、脂肪を減らしたりと、いろいろな働きがあります。

マイオカインのなかには、脂肪燃焼や糖のとり込みを促し、インスリンの働きをよくする「アディポネクチン」という物質があります。これは「やせホルモン」や「長寿ホルモン」とも呼ばれている、善玉の物質です。また、マイオカインの一種で、成長ホルモンであるＩＧＦ-１には、体の組織を修復し、健康を維持する働きがあります。

これらの**体にいい作用をするホルモンの分泌を促すためにも、筋肉の量を増やすことが大切**になってきます。

筋肉トレーニングと有酸素運動を組み合わせればさらに効果アップ

マイオカインは、とくに下半身の太ももやふくらはぎの筋肉から分泌されるといわれています。

マイオカインの分泌を促進するために、下半身の筋肉を鍛える**栗原式「スロー・スクワット」は、**まさにうってつけの筋肉トレーニング。**筋肉の量を増やせるばかりでなく、脂肪燃焼を促すホルモンを分泌することもできる**ので、一石二鳥です。

さらに、栗原式「スロー・スクワット」と有酸素運動を組み合わせることによって、効果的に脂肪を燃焼させることができます。有酸素運動とは、ゆっくり呼吸をしながら行うもので、代表的なものはウォーキングや水泳などです。

筋肉トレーニングで筋肉に糖をとり込んで脂肪を分解したあと、有酸素運動で燃焼させることにより、効果がアップするのです。

「スロー・スクワット」を行い、20~30分ほど歩くだけでOK。「スロー・スクワット」をしてから、歩いて買い物に行けば効果が上がるのです。

せっかく肉を食べても動かなければ意味がない

私たちの一生の間で、一番筋肉量が多いのは20代です。30代を過ぎると筋肉量は減少しはじめ、70代になると20代のころの40％程度に減少してしまいます（87ページ参照）。さらに、30～50代の間に何も運動をしなければ、筋肉量の減少に拍車がかかる可能性があります。

一番忙しく働く年代である一方、糖尿病のリスクが高まる年代でもあるので、日常生活に運動をとり入れて、筋肉量の低下をぜひとも阻止してください。

また、筋肉トレーニングとともに欠かせないのが、たんぱく質の摂取です。第３章で述べたように、たんぱく質は筋肉のもととなる栄養素です。たんぱく質が不足すると、燃焼効率のいい筋肉をつくることはできません。

肉を食べて、筋肉トレーニングをし、ウォーキングまで行えば完璧です。糖尿病では肥満になっていることが多いので、運動をするのは大変かもしれません。数分からでもかまいません。まず、行動に移すことが「薬を捨てる」第一歩です。

■効果を引き出すウォーキングのコツ

栗原式「スロー・スクワット」と組み合わせてとり組むことで、2倍、3倍の効果が期待できるウォーキング。ウォーキングのメリットは、スクワットと同様に自分のペースで、やりたいときに、いつでもどこでもできることです。

ウォーキングは、ひとりでも、仲間を集めて何人かで行ってもかまいませんが、じんわりと汗をかくくらいのスピードで行うのが効果的。仲間と一緒に歩くのであれば、ペースの合う人を選んでください。

また、ウォーキング時に歩数計を携帯すると、歩いた歩数がわかるので励みになります。スマートフォンに、歩数計の無料アプリをダウンロードしておくと便利です。ウォーキングの効果を引き出す歩き方を次ページで紹介します。

なお、**腰や膝が痛い場合には、プールで歩くことをお勧めします**。水のなかは浮力があるので、それほど腰や膝に負担がかかることもありません。

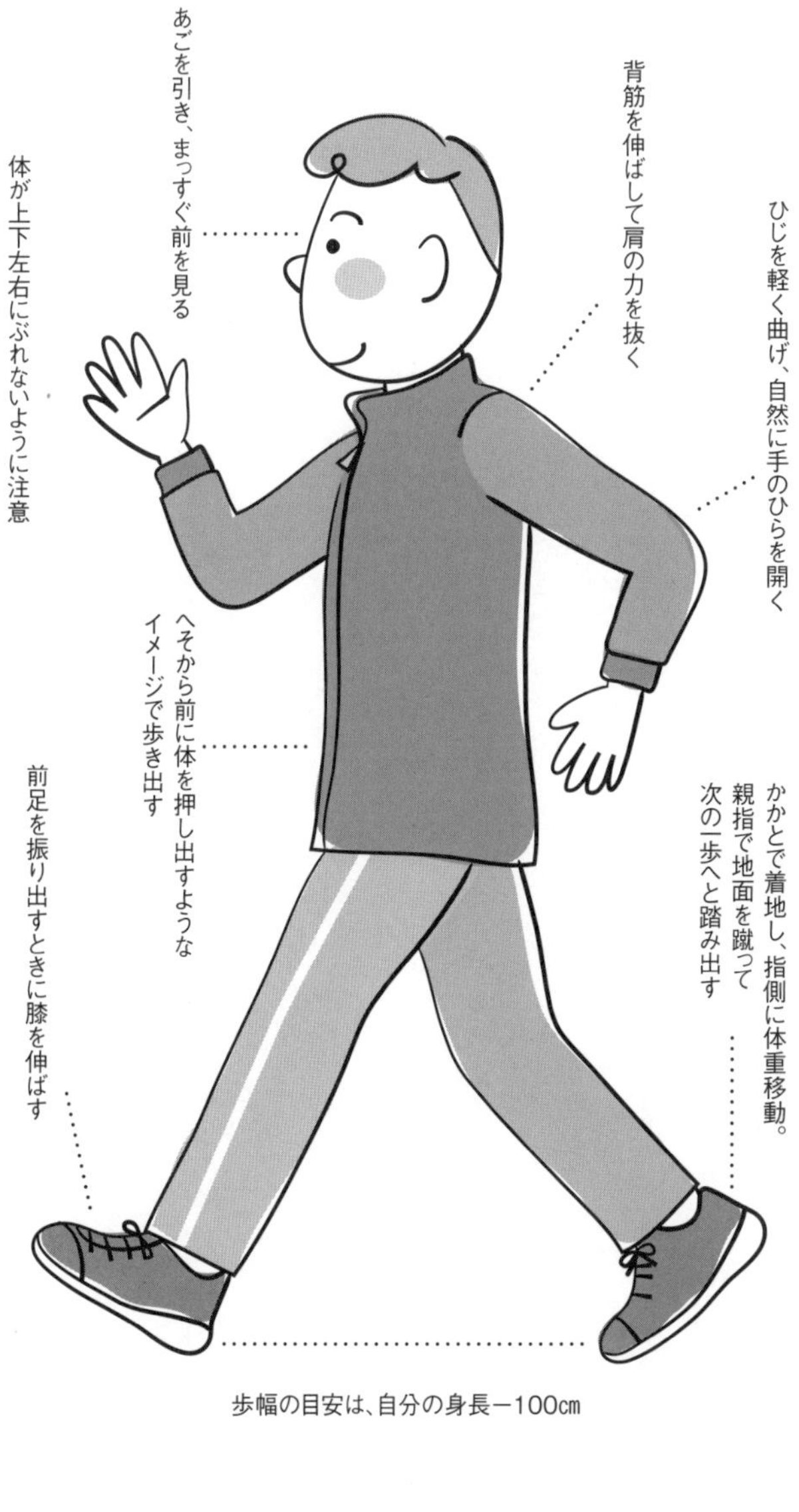
ひじを軽く曲げ、自然に手のひらを開く
かかとで着地し、指側に体重移動。親指で地面を蹴って次の一歩へと踏み出す
背筋を伸ばして肩の力を抜く
あごを引き、まっすぐ前を見る
へそから前に体を押し出すようなイメージで歩き出す
前足を振り出すときに膝を伸ばす
体が上下左右にぶれないように注意

歩幅の目安は、自分の身長－100㎝

■「チリつも」で少しずつ脂肪を燃やす

さて、これまで体を積極的に動かすトレーニングを紹介してきましたが、運動らしい運動をしてこなかった人には、「スロー・スクワット」も最初はきついはず。まず、日常、自分がどのくらい動いているか思い浮かべてみてください。

体を動かすチャンスは日常のなかにたくさんある

たとえば、通勤時に駅でエスカレーターやエレベーターを使うのと、階段を使うのでは、運動量にどのくらいの差があると思いますか?

エスカレーターやエレベーターは立っているだけなので、ほとんどエネルギーは消費されません。これに対し、駅の階段を10分ほど上り下りした場合は、平均で62キロカロリー(70kgの男性の場合)消費します。

朝夕2回、駅の階段を利用するだけで、124キロカロリーの消費になるわけです。

長蛇の列のエスカレーターに並ぶよりも階段を使ったほうが、移動時間も短くてすみます。

また、自転車に乗って買い物に行っていたとします。これを片道10分、往復で20分歩けば、58キロカロリー（60kgの女性の場合）を消費することができます。

休日も同じです。休みの日に家でゴロゴロして、近くにあるものを食べていては、カロリーがたまる一方ですが、散歩がてらウォーキングすれば、気分はリフレッシュできますし、カロリーの消費につながります。わざわざトレーニングジムで汗を流す必要はありません。

とくに男性の場合は、休日に家でゴロゴロしていれば、じゃま者扱いされてしまいがちですが、掃除機を10分かけるだけで31キロカロリーのエネルギー消費（70kgの男性の場合）ができるばかりでなく、奥さんを喜ばせて、夫婦仲も円満になるかもしれません。

どうですか、こう考えると今まで主体的に動かなかったことでも、「やってみよう」と思えてきませんか？

「チリもつもれば山となる」。

この「**チリつも**」精神で、**毎日、少しでも体を動かすよう**にしてください。

そうすれば、「スロー・スクワット」もウォーキングも、苦もなくトライできるようになるはずです。

消費エネルギーの目安

生活活動・運動の種類	時間	男性(70kg)	女性(60kg)
乗り物に乗る	30分	72	57
ゆっくり歩行(散歩など)	30分	87	69
ふつう歩行(買い物など)	30分	105	87
速歩・ウォーキング	30分	150	123
階段昇降(平均)	10分	62	50
階段を上がる	10分	82	67
入浴	20分	74	60
掃除機がけ	20分	62	50
洗濯(干す・取り込み)	10分	36	29
炊事(準備・片づけ)	30分	90	72

※厚生労働省「第６次改定 日本人の栄養所要量」をもとに算出

意識の変革をする

現代は、誰にとっても便利で親切な世の中になっています。

家庭のなかでは、お皿は食器洗浄機が洗ってくれるし、掃除はロボットがやってくれるし、洗濯は洗濯機が乾燥までやってくれます。昨年には、ついに洗濯物をたたんでくれる家電も登場しました。料理以外は、ほとんど指1本ですむ時代です。その料理でさえ、スマートフォンで注文するだけで運んできてくれます。

外に目を向ければ、自動運転の車も登場しています。何といい時代なのでしょう。

しかし、便利になればなるほど、人間はますます動かなくなります。便利なものを使うことが悪いとはいいません。ただ、**動かないでいることは、生活習慣病である糖尿病の温床**です。そのことに気づいている人がどのくらいいるでしょう。

あらゆることを指1本で片づけていては、健康的な生活から遠ざかってしまいます。

便利なものを上手に活用しながら、**健康維持のために意識の変革を**しなくてはいけません。さあ、今日から階段を使いましょう。歩いて買い物に行きましょう。

■楽してできるちょいトレ

日常生活で「チリつも」に慣れたら、体を動かす意識を持って、運動してください。

ふくらはぎのちょいトレ

ふくらはぎは「第2の心臓」と呼ばれています。それは、足の指先まで行った血液を、心臓に戻すポンプの役目をしているからです。

さらに、血糖値を下げるホルモンである「マイオカイン」がふくらはぎから多く分泌されていることは134ページで説明した通りです。

次ページで紹介する運動は、**かかとを上げ下げするだけで、ふくらはぎが収縮し、筋肉を鍛えるばかりでなく、血液の循環もスムーズに**してくれます。

また、足首の関節がかたくなると、ちょっとした段差でつまずくようになります。この運動により、足首の関節もやわらかくなるので、転倒防止にもつながります。

① 敷居などの段差に足先半分を乗せて立ちます。
② 4秒かけてゆっくりかかとを上げ、5秒キープ。

③ 4秒かけてかかとを床まで下ろし、5秒キープ。
④ 10回繰り返します。

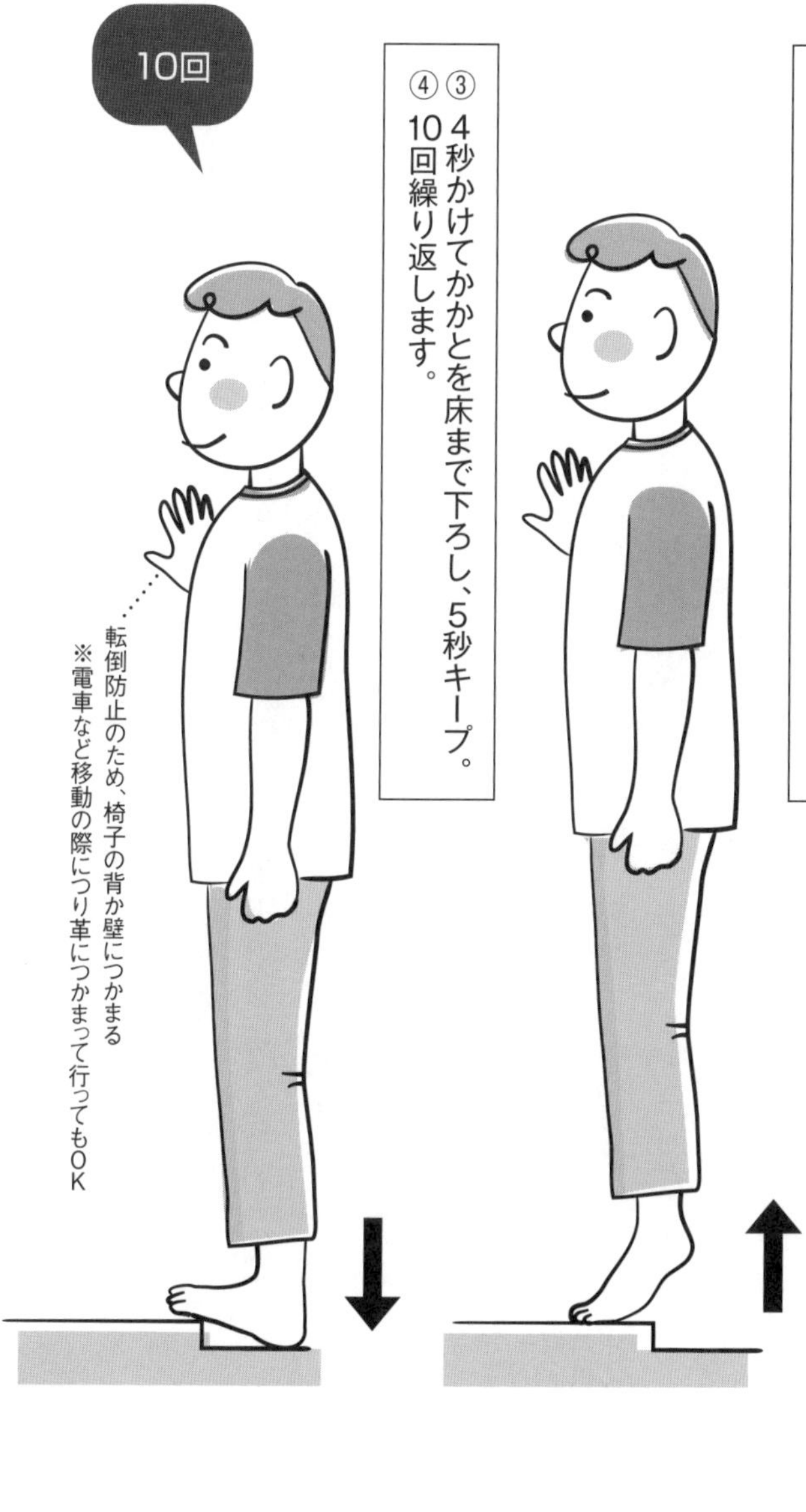

椅子に座って行う足の「ながらちょいトレ」

テレビを観ながら、歯をみがきながら、どんなときでもできる運動はあります。たとえば、**座ったままでも太ももの前面にある大腿四頭筋を鍛えることができます。**ぼんやりテレビを観ているだけではもったいない。この時間を利用して、「ながらちょいトレ」をしてください。コマーシャルの間にやるだけでも、効果はあります。

テレビを観ながらといえば、ラジオ体操の番組もあります。ラジオ体操は1951年に、文字通りラジオで放送が開始されましたが、今ではテレビでおなじみになりました。多くのみなさんが知っているのは、ラジオ体操第1と第2ですよね。第1は老若男女すべての人が行える動きを組み合わせていて、第2は、筋肉や関節をダイナミックに動かす運動です。では、ラジオ体操には第3があることを知っていますか?

ラジオ体操第3は生活習慣病予防にいいと、仕事の前に行う会社もあるそうです。DVDも出ていますし、ユーチューブで見ることもできます。興味のある方は、「ながらちょいトレ」にとり入れてみてください。

①深く腰かけ、椅子の座面をつかみ、かかとを直角にしたまま、膝を伸ばして片足を上げます。

②10秒キープしかかとを下ろします。
③左右10回ずつ行います。

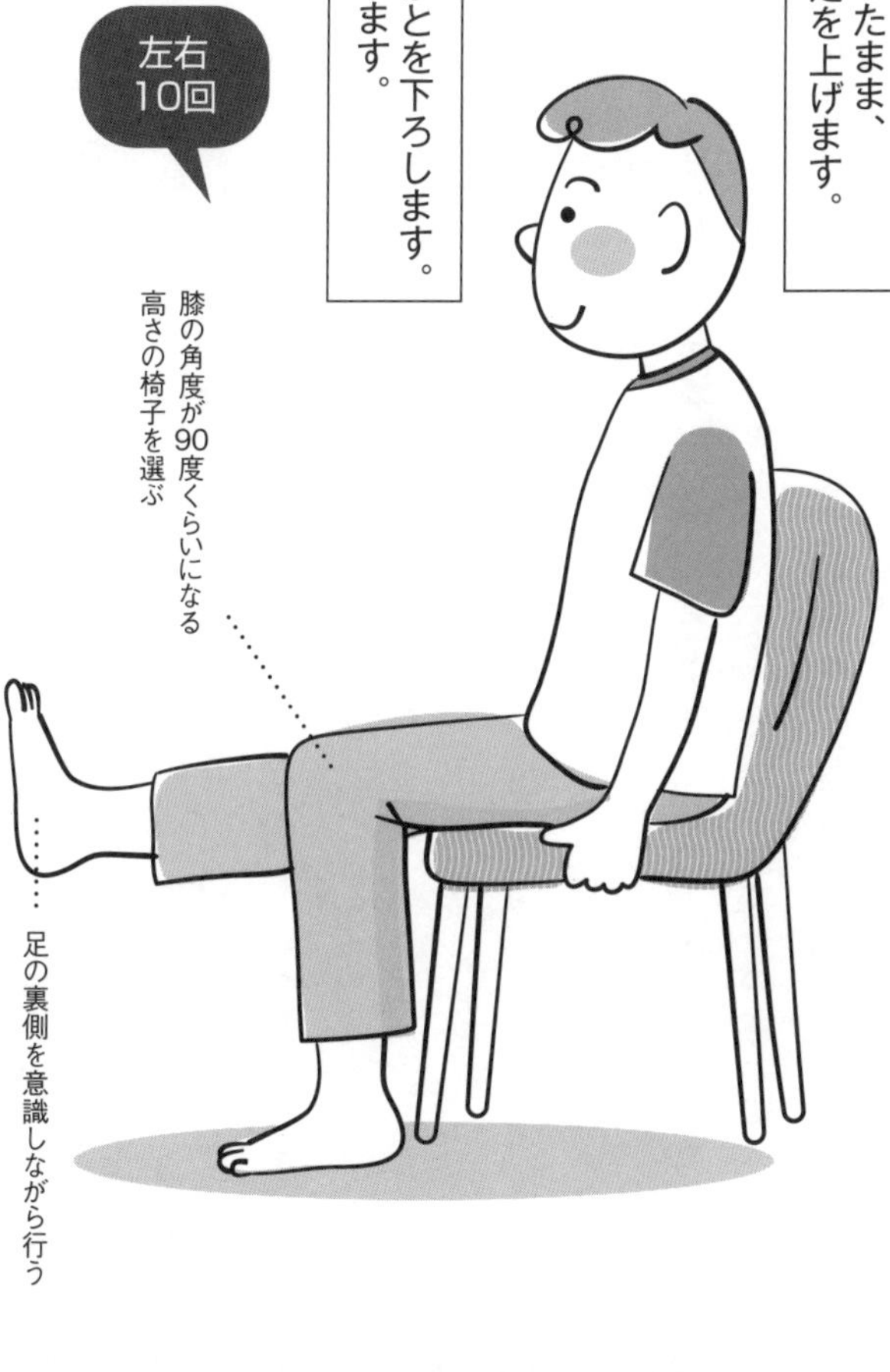

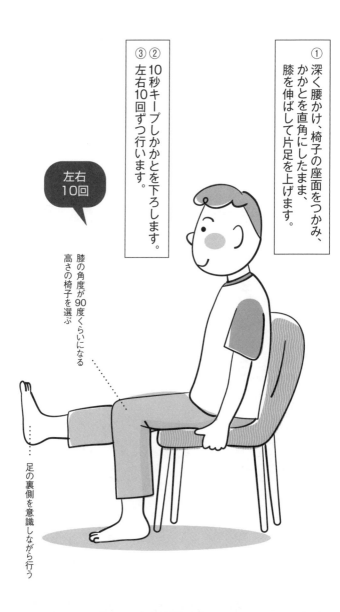

■筋肉トレーニングの前後はストレッチ

本書で紹介している筋肉トレーニングは、それほどきついものではありませんが、今まで運動をしてこなかった人がいきなりトレーニングを行うと、ケガをしてしまうこともあります。トレーニングの前には準備運動として、また、終わったあとにクールダウンとしてストレッチを行うことをお勧めします。

筋肉をやわらかくほぐして血流もアップ

筋肉がかたいままでは、思うように体を動かすことができません。軽くストレッチをして、**筋肉をやわらかくほぐし、血流をアップさせてから「スロー・スクワット」を行うと、スムーズに体を動かすことができます**。また、**トレーニングのあとにストレッチを行うと、筋肉の疲れがとれて、回復を早める**ことができます。

入浴後など、体が温まっているときに行うのもお勧めです。

①窓の前に少し離れて足を肩幅に開いて立ち、両手で窓枠をつかみます。
②上半身が腕と一直線になるように腰を曲げます。
③そのまま10秒キープします。5回繰り返します。

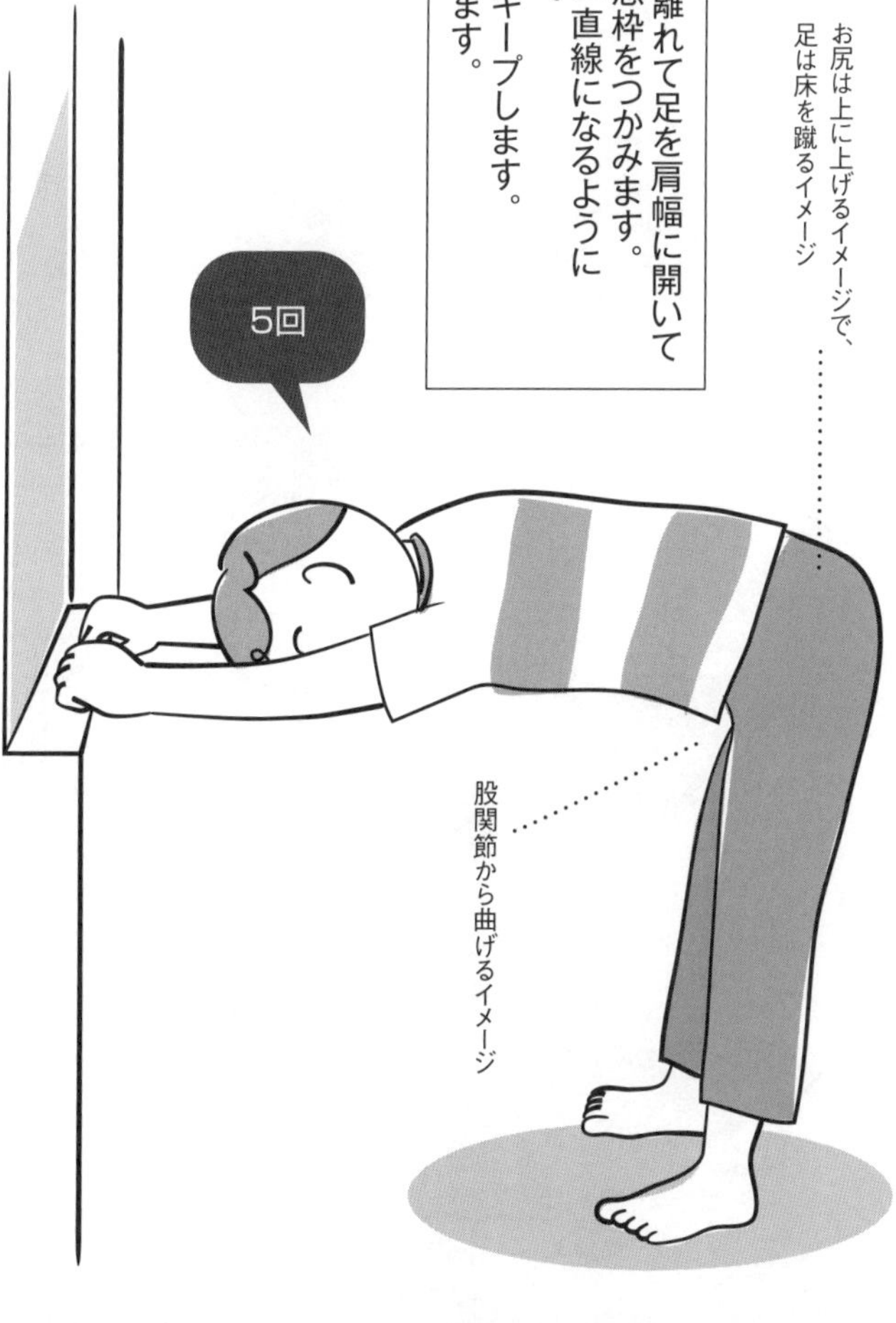
5回
お尻は上に上げるイメージで、足は床を蹴るイメージ
股関節から曲げるイメージ

①足の裏を合わせるようにして床に座ります。
②膝を手で2~3秒押さえます。
5回繰り返します。

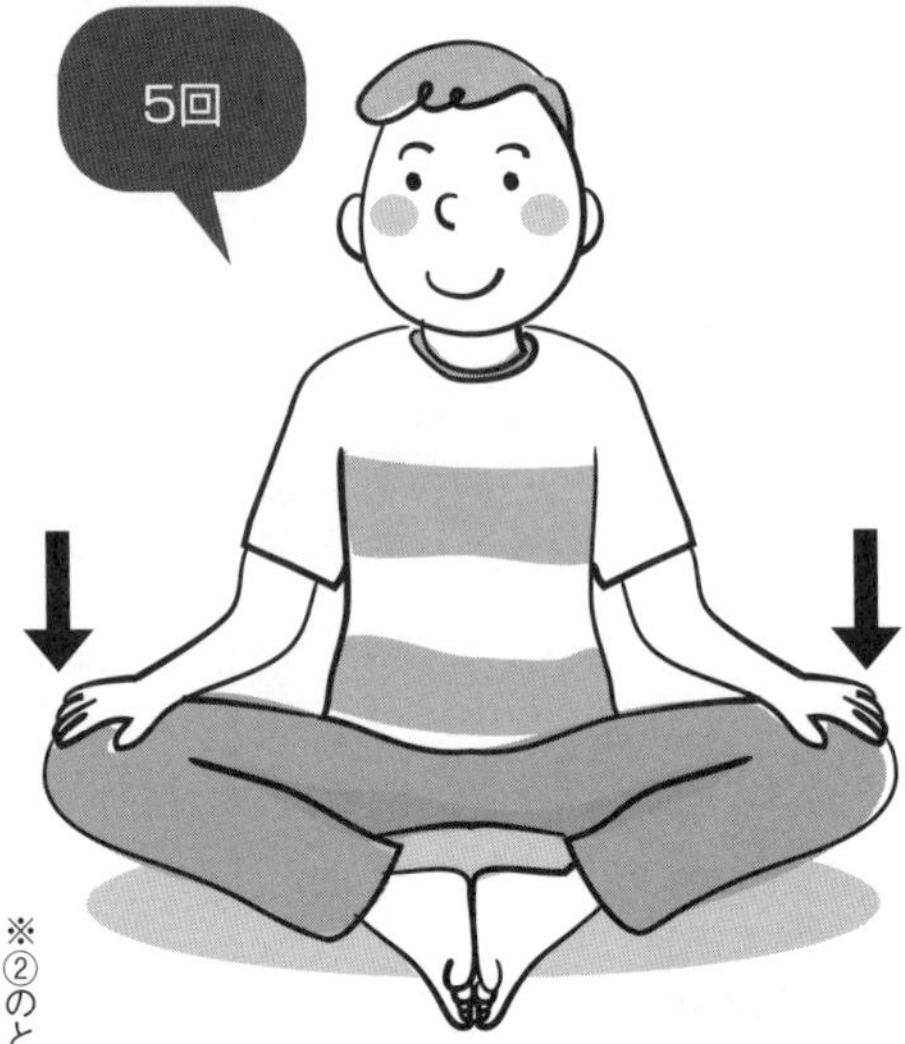

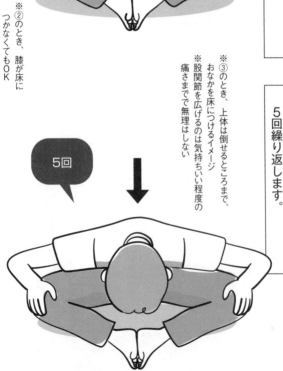

※②のとき、膝が床につかなくてもOK

③①の姿勢から上体を倒します。
④そのまま10秒キープします。
5回繰り返します。

※③のとき、上体は倒せるところまで、おなかを床につけるイメージ
※股関節を広げるのは気持ちいい程度の痛さまでで無理はしない

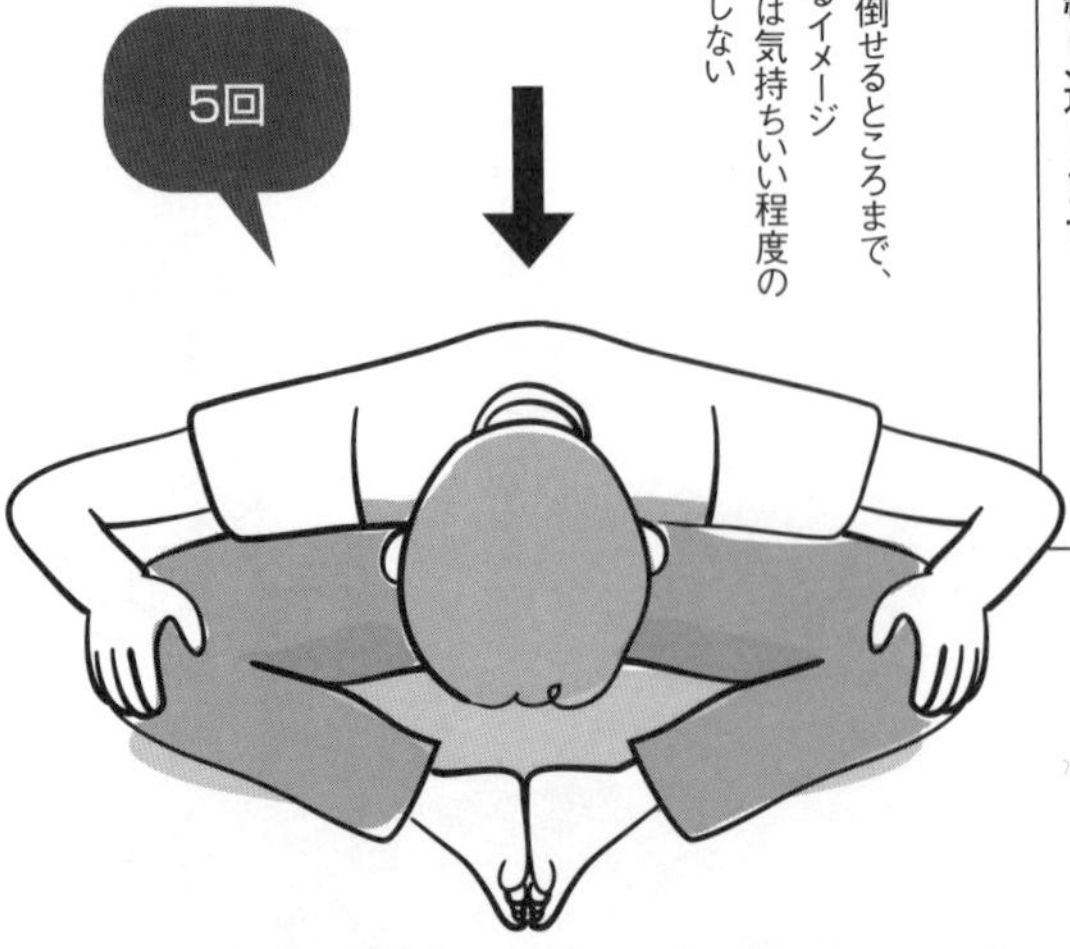

①立った姿勢から片足を上げ、両手で抱えます。
②左右の足で5回ずつ行います。

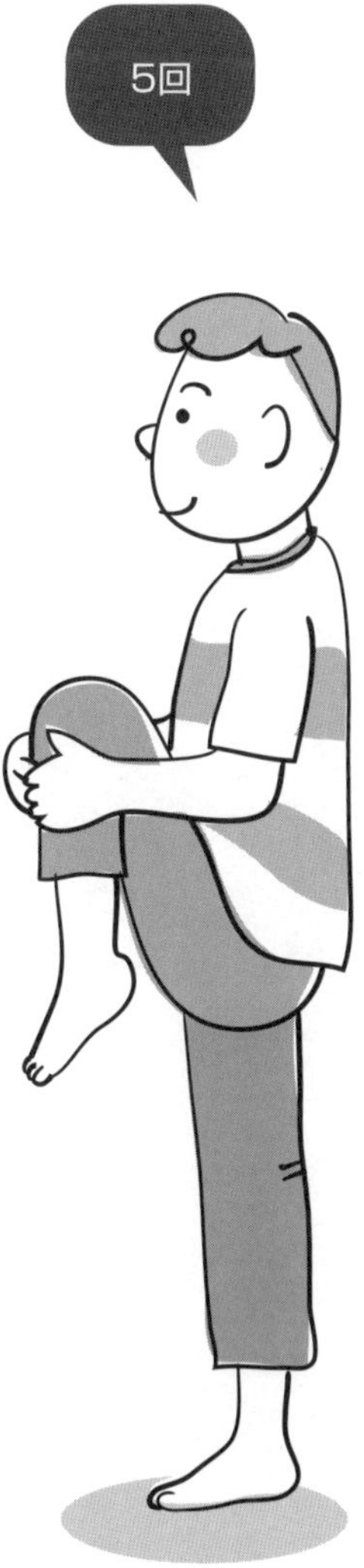

※①、③はふらつかない程度にキープする

③立った姿勢から膝を曲げ、足首をつかみます。
②左右の足で5回ずつ行います。

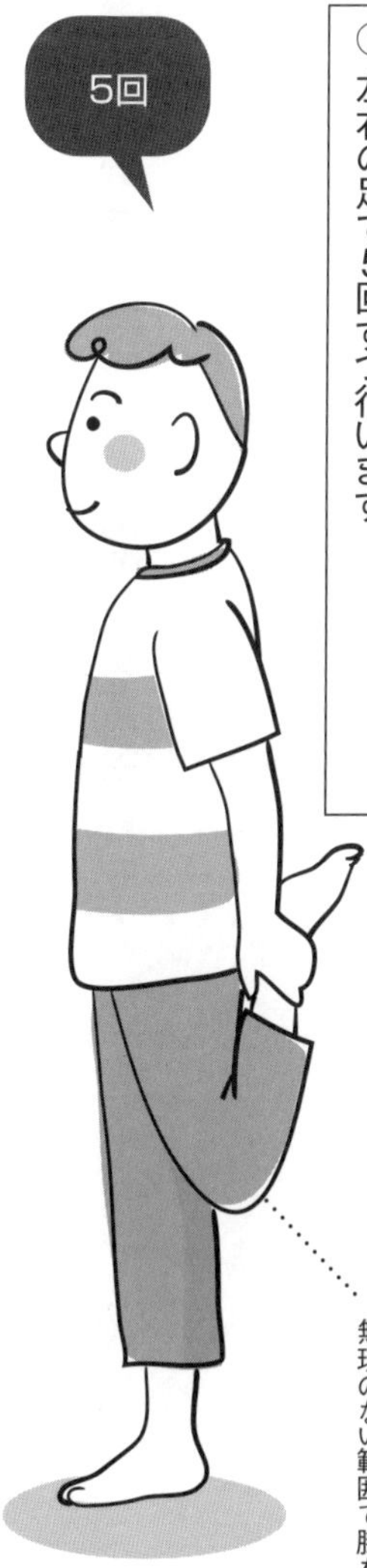

無理のない範囲で膝を曲げる

■平均寿命と健康寿命の開きを小さくする

ここまで糖尿病に運動がいい理由や、私が勧めている筋肉トレーニングについて解説してきました。ここで、92ページでも触れた「サルコペニア」と「フレイル」についてもう少しだけ解説したいと思います。

サルコペニアは、「加齢に伴う筋力の減少、又は老化に伴う筋肉量の減少」なので、肉を食べて筋肉量を増やす必要があると述べました。しかし、単に増やすだけでは、不自由なく体を支えることはできません。**肉を食べることに加え、筋肉を鍛える運動が不可欠**です。

年齢を重ねると、体を支えている腹筋や背中の筋肉が衰え、腰が曲がっていきます。また、大腿四頭筋が弱くなれば、足を十分に持ち上げることができずに、少しの段差で転んだり、つまずいたりしてしまいます。高齢になって転倒すると、大腿骨や腰椎を骨折しかねません。長引けば寝たきりになってしまう可能性もあります。

年をとっても筋肉を使う

平均寿命は、生まれてから死亡するまでの平均的な時間です。

2017年の男性の平均寿命が80・98歳、女性も87・14歳と、過去最高を更新しました。

一方、健康寿命は、「人の寿命において『健康上の問題で日常生活が制限されることなく生活できる期間』（厚生労働省）」のことです。

平均寿命の調査は毎年行われますが、健康寿命は毎年行われません。このため2010年のデータになりますが、平均寿命と健康寿命との差は、男性で9・13年、女性で12・68年と大きく開いています。

つまり、この差の期間、健康上の問題から、日常生活を制限されて生きていかなければならないのです。

この期間をできるだけ短くするために、「スロー・スクワット」にとり組んで、「薬を捨てる」ことができる健康な体を手に入れてください。

【症例4】

「スロー・スクワット」で糖尿病を克服！　58歳　男性

私のクリニックに、10年以上継続して通院しているDさんがいます。根気よく通っているのに、ヘモグロビンA1cは6・4％前後で、糖尿病から脱出することはできないとあきらめムードに。「悪くならない程度にキープできればいい」という気持ちになっていたようです。

食事療法など、それなりに努力してきたので、悪くはならないものの、5年ほど前からは、メトホルミンという、経口糖尿病薬を服用するようになりました。しかし、ヘモグロビンA1cは6％台が続き、どうしても6％以下には改善しません。一方で、頸動脈のエコー検査をしても、動脈硬化が進んでいるわけでもありません。

ただ、いくら軽い薬であっても、長い間、糖尿病薬を服用し続けることに、私は抵抗があります。そこで、食事療法に加えて、「スロー・スクワット」を勧めました。朝晩5回ずつ、1日に合計10回行う運動療法です。

糖尿病の患者さんには、私が直接「スロー・スクワット」を指導しますが、最初は膝を曲げて腰を落とせない人や、腰を落とそうとするとうしろに倒れてしまう人が少なくありません。そして、たいていの人は、3回目で太ももの筋肉がプルプルと震えてきます。簡単そうに思えるのですが、ゆっくり行うスクワットは思っている以上にきついのです。きついぶん、効果もあります。朝晩、しっかりと「スロー・スクワット」を行った患者さんたちは、たった1カ月でヘモグロビンA1cが、少なくとも1%程度低下することはわかっています。

Dさんは私の指導を守り、毎日実践しました。すると、筋肉にたまっていた脂肪が消え、筋肉量も増加し、2カ月後にはヘモグロビンA1cが5・6%にまで降下！

今はまだ薬の効力も手伝ってのことですが、このまま毎日継続すれば、3カ月後にはメトホルミンをやめることができそうです。

薬を捨てるという目標が見えてきたので、Dさんのモチベーションもアップ。必ず糖尿病を克服できると確信しています。

睡眠不足も糖尿病を悪化させる

「睡眠時間が短くても健康には影響ない」と思っている人がいるかもしれません。しかし、そうともいえない調査結果があります。「残業が月に45時間以上で睡眠時間が５時間未満」の人は、「残業が月に45時間未満で睡眠時間が５時間以上」だった人に比べ、２型糖尿病の発症リスクが1.42倍に上昇する、というものです（国立国際医療研究センターなどによる職域多施設研究）。

また、慢性的な睡眠不足を抱えていると、空腹時の血糖値が上昇し、インスリンの分泌機能が低下して、糖尿病を発症しやすくなることもわかっています。

糖尿病になるリスクが最も低い睡眠時間は７～８時間。睡眠中には、体のメンテナンスをする成長ホルモンも分泌されています。成長ホルモンは子どもだけでなくおとなも分泌されていて、これが不足すれば代謝が悪くなり、肥満から糖尿病へとつながっていきます。

忙しがってばかりいないで、きちんと睡眠時間を確保して、心身ともに疲れをとり、糖尿病の悪化を防いでください。

第5章

「栗原式・糖尿病対策」で、生活習慣病も改善！

■糖尿病を正しく理解する

ここで少し、糖尿病についてもおさらいしておきましょう。

糖尿病は、血液や臓器に余分な糖がたまってしまう病気です。どのくらい糖がたまってしまっているのか、その目安となるのが「血糖値」です。

特定健診での空腹時血糖値の目安は次のようになっています。

◎１００㎎／dL未満＝正常型
◎１００～１０９㎎／dL＝正常高値
◎１１０～１２５㎎／dL＝糖尿病予備群（境界型）
◎１２６㎎／dL以上＝糖尿病

ただし、**血糖値が２回続けて１２６㎎／dL以上**でなければ、**糖尿病**の確定診断とはなりません。

また、**ヘモグロビンA１cの目安**は次のようになっています。

◎5・6％未満＝正常型
◎5・6～5・9％＝正常高値
◎6・0～6・4％＝糖尿病予備群（境界型）
◎6・5％以上＝糖尿病

ただし、ヘモグロビンA1cだけ6・5％以上でも糖尿病とは確定されません。**空腹時血糖値とヘモグロビンA1cがともに、126㎎／dL、6・5％以上の糖尿病の範囲に入っていれば、一度でも糖尿病**と確定されます。

糖尿病になりやすい人

糖尿病になりやすいのは、次の項目に当てはまる人です。

①三親等以内に肥満や糖尿病の人がいる。
②三親等以内に高血圧症・脂質異常症・肝疾患の人がいる。
③三親等以内に脳梗塞・脳出血、心疾患の人がいる。

また、次のような生活習慣を送っている人も糖尿病に注意が必要です。

①体重が20代のころよりも5kg以上増えた。
②座っていることが多く、歩くのは1日に2000歩以内。
③食事時間が不規則で、食べられるときにたくさん食べる。
④15分以内で食事が終わる。
⑤丼物などごはんものが好きで、野菜はあまり食べない。
⑥深夜に夜食を食べる習慣があり、食べてすぐ寝る。
⑦甘いものが好きで毎日お菓子を食べる。
⑧ジュースや缶コーヒーなどを1日1L以上飲む。

とくに、体重が5kg以上増えた人は、2型糖尿病や高血圧、心疾患、がんのリスクが高くなることが、ハーバード公衆衛生大学院の研究によって明らかになっています。

さまざまな病気のリスクが高くなるなかでも、2型糖尿病のリスクは30%になるとしています。

糖尿病になっている可能性のある人

血糖値やヘモグロビンA1cなど、糖尿病については「これ以上になると危険」という基準値があります。

危険値であれば、健康診断で指摘されているはずなのに、なぜこんなに患者数が多いのでしょう。それは痛くもかゆくもないからです。

健康診断だけではなく、日常生活のなかにも変化は現れます。

次のようなことが当てはまらないか、チェックしてください。

①疲れやすくだるい。
②のどが渇き、水分をたくさん摂るようになった。
③1日に何度もトイレに行き、排尿の量も増えた。
④尿に泡が立ち、甘いにおいやアンモニア臭が強くするようになった。

⑤かぜやインフルエンザなど、感染症にかかりやすい。
⑥腰が重く、痛みがある。
⑦なかなか寝つけず、眠りも浅く、寝不足。
⑧ケガをしても治りづらく、すぐ化膿《かのう》する。
⑨ものがかすんで見えたり、見えづらくなった。
⑩食欲はあってもやせてきた。

忙しいからと、まだそんなに数値が高くないからと、放っておかないでください。

糖尿病は痛くもかゆくもないから、やっかいなのだと心得てください。

健康診断で危険な数値であることを指摘されたり、日常生活のチェック項目で当てはまるものが多い人は、放っておかずに、ただちに専門医を受診することをお勧めします。

■糖尿病の恐怖はその先にある

「糖尿病は痛くもかゆくもない」といいました。ただし、これは初期の話。

糖尿病が進行すると、頭のてっぺんから足の指先まで、さまざまな合併症を引き起こします。

とくに、「糖尿病性神経障害」、「糖尿病性網膜症」、「糖尿病性腎症」は、糖尿病の「三大合併症」と呼ばれ、いずれも糖尿病が発症してから10～20年の間に現れる確率が高い病気です。

神経と網膜と腎臓。なぜ、この3カ所に発症しやすいのかというと、そこには、共通の「アルドース還元酵素」があるからです。

これは健康な人の体にもある酵素ですが、血糖値が高い状態が続くと急激に活発化します。活発になったアルドース還元酵素は、余分な糖とともに「ソルビトール」という物質をつくり出します。この量が少なければ問題ないのですが、大量になると細胞内で「フルクトース」（果糖）に変化してしまいます。
これが神経や目の血管、腎臓の尿細管に蓄積し、10〜20年経ったころに症状が現れるのです。

「糖尿病性神経障害」とは

「糖尿病性神経障害」は、**糖尿病になってから5〜10年の間に、およそ30％の人に起こる**といわれています。

神経は体中に張り巡らされていますから、自律神経系に障害が起こると、内臓や体の各器官に症状が現れます。下痢や便秘などの便通異常や、膀胱《ぼうこう》障害、勃起《ぼっき》障害に悩まされることもあります。低血糖の状態になっていても気づかず、突然意識がなくなり昏睡状態に陥る、痛みを感じないうちに心筋梗塞を起こすなど、命の危険におよぶケースもあります。

また、感覚神経に障害が起こると、手足の痛み、しびれ、感覚マヒ、就寝中のこむら返りなどの症状が現れます。さらに、痛みを感じにくく、ケガややけどをしても気づかずに放置してしまい、その部分が壊疽《えそ》を起こし、最悪のケースでは切断しなければならなくなります。

運動神経に障害が起こると、脳からの情報がうまく伝わらず、顔面マヒが起こり、口元がゆがんだり、閉じているつもりでも口からよだれがたれたりします。

目の筋肉にマヒが起こると、眼球を自由に動かせなくなったり、黒目が一方に寄ってしまったりすることもあります。

「糖尿病性網膜症」とは

目に大きな影響が出る「糖尿病性網膜症」を引き起こすと、最悪の場合、失明してしまいます。**日本人の中途失明率の1位は緑内障ですが、2位は糖尿病性網膜症**です。

目は左右で補完しながらものを見ているので、初期には自覚症状がほとんどありません。

糖尿病の治療をせずに放っておけば、5年間で10%、10年間で30%、15年間で50%、20年間で70%と、その発症率はどんどん上がっていきます。

失明の危険性がありながら、末期にまで進行しないと自覚症状が現れないという点が、糖尿病性網膜症のこわいところです。

末期になると、目のなかの血管がつまり、大きな出血が起こります。この段階になると、極度の視力低下や、目のなかにゴミのようなものが浮かぶ飛蚊症《ひぶんしょう》、網膜剥離《もうまくはくり》、眼底出血などの症状が現れ、すぐそこまで失明の危機が迫っている状態にあるといえます。

人は、目からおよそ90％の情報を得ているといわれています。血糖値に気を配るとともに、目のチェックも忘れないでください。

片目を押さえて、開いている側の目だけで物を見ます。ゆがんで見えたり、画像のなかに見えない部分があれば、すぐに眼科を受診してください。

「糖尿病性腎症」とは

血糖値が高い状態が続くと、腎臓の毛細血管が集まった糸球体という部分に徐々にダメージが蓄積され、血液をろ過することができなくなります。これが進行すると腎臓の機能が失われ、「糖尿病性腎症」になり、ここまでいくと人工透析が必要になってしまいます。

日本人の透析理由の第1位が、糖尿病性腎症によるものです。**透析患者は毎年新たに3万人以上増えていて、そのうちのおよそ40%が糖尿病性腎症**で占められています。

アメリカの健康・栄養調査（NHANES）は、2型糖尿病による糖尿病性腎症を起こすと、**10年以内の累積全死亡リスクが31・1%になる**ことを報告しています。**合併症のなかでもとくに糖尿病性腎症は死亡率が高く、人工透析により生活の質もグンと低下**してしまいます。

このように、糖尿病の三大合併症は命にかかわるとともに、長い老後への生活にも大きな影を落とすものです。70歳で合併症を起こした場合、その後、平均寿命まで生きられたとしても、その間は介護が必要になります。それは楽しい人生といえるでしょうか？

今後、どう生きるかも含めると、自ずと道は見えてくるはずです。

■糖尿病の合併症は3つだけではない

糖尿病の合併症は3つだけではありません。次ページに示すように、全身に、そして多岐にわたっています。

たとえば、日本人の死因の3位に浮上した肺炎。糖尿病で血糖値が高くなると、免疫システムの働きが低下します。そして、**細菌やウイルスは糖をエサとして増殖するため、高血糖の状態が続いていると、肺炎を含む感染症にかかりやすく、一度かかると急激に悪化**し、回復にも時間がかかってしまいます。

感染症以外にも、糖尿病が入り口となって起こる病気はたくさんあります。しかし裏を返せば、**糖尿病を改善すれば、そのほかの病気もよくなる**ということ。その結果、糖尿病の薬ばかりでなく、ほかの薬も捨てることができるのです。

逆に、糖尿病を受け入れてしまえば、合併症も阻止することが困難になります。合併症予防のため、本書で紹介している食事法、運動法をぜひ実践してください。

糖尿病の合併症

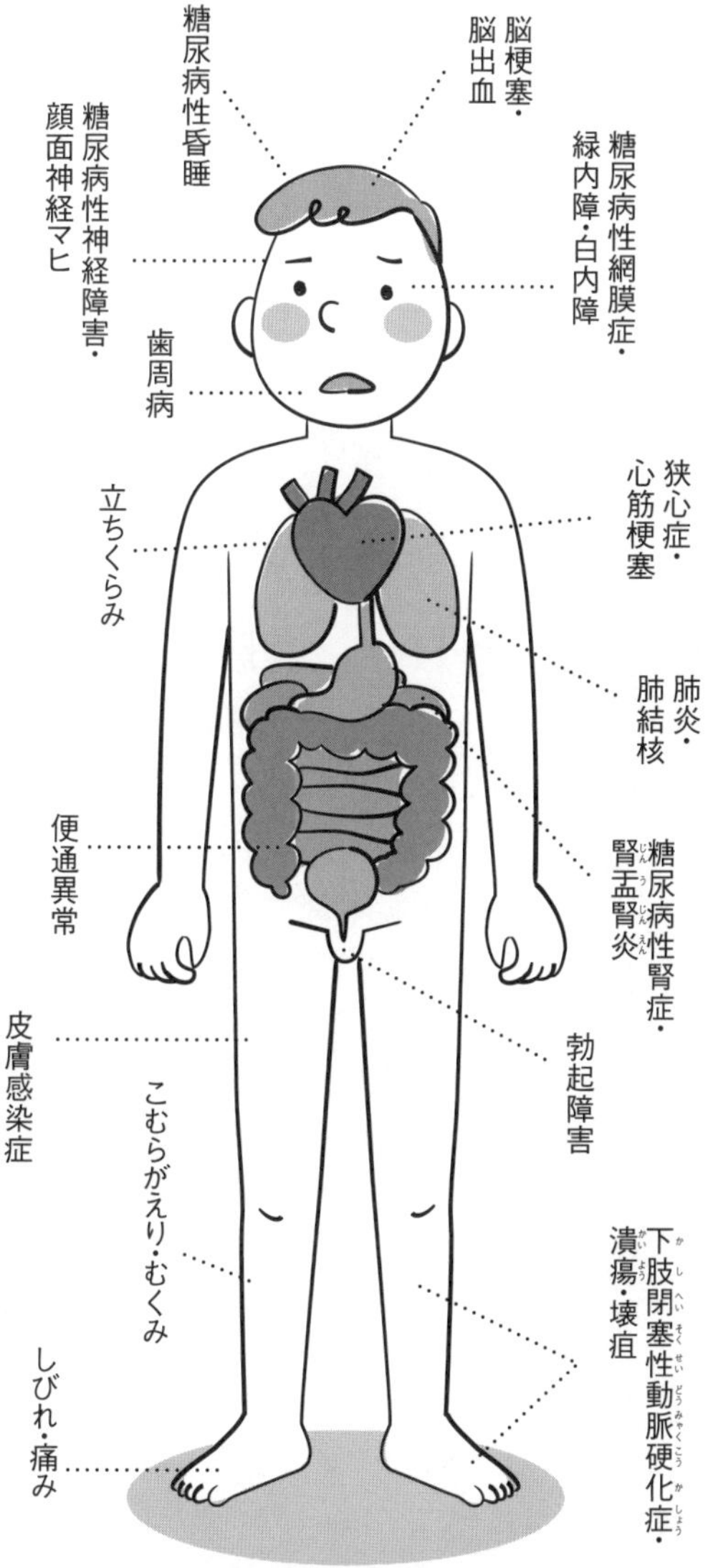
脳梗塞・脳出血
糖尿病性昏睡
糖尿病性網膜症・緑内障・白内障
糖尿病性神経障害・顔面神経マヒ
歯周病
狭心症・心筋梗塞
立ちくらみ
肺炎・肺結核
糖尿病性腎症・腎《じん》盂《う》腎《じん》炎《えん》
便通異常
勃起障害
皮膚感染症
こむらがえり・むくみ
下《か》肢《し》閉《へい》塞《そく》性《せい》動《どう》脈《みゃく》硬《こう》化《か》症《しょう》・潰《かい》瘍《よう》・壊疽
しびれ・痛み

■メタボリックシンドロームが改善する

「メタボリックシンドローム」は、2008年度からはじまった「メタボ健診（特定健診）」に伴い定着してきた言葉ですが、日本語では「内臓脂肪症候群」といいます。読んで字のごとく、内臓脂肪が多く、糖尿病をはじめとした生活習慣病の前段階ともいえる状態です。

メタボの目安として一番にあげられるのが、肥満です。

私のクリニックに来られる血糖値の高いメタボの患者さんが、食べ方をベジ・ファーストに変えたところ、血糖値が改善されたばかりでなく、メタボも改善。見た目にも少しほっそりして、便通もよくなったととても喜んでおられました。

ただし、**見た目に太っていなくても、内臓脂肪が多い人もいるので、「メタボではないから大丈夫」とは思わないでください。**

やせていても内臓脂肪がついている人もいるのです。

メタボリックシンドロームの基準

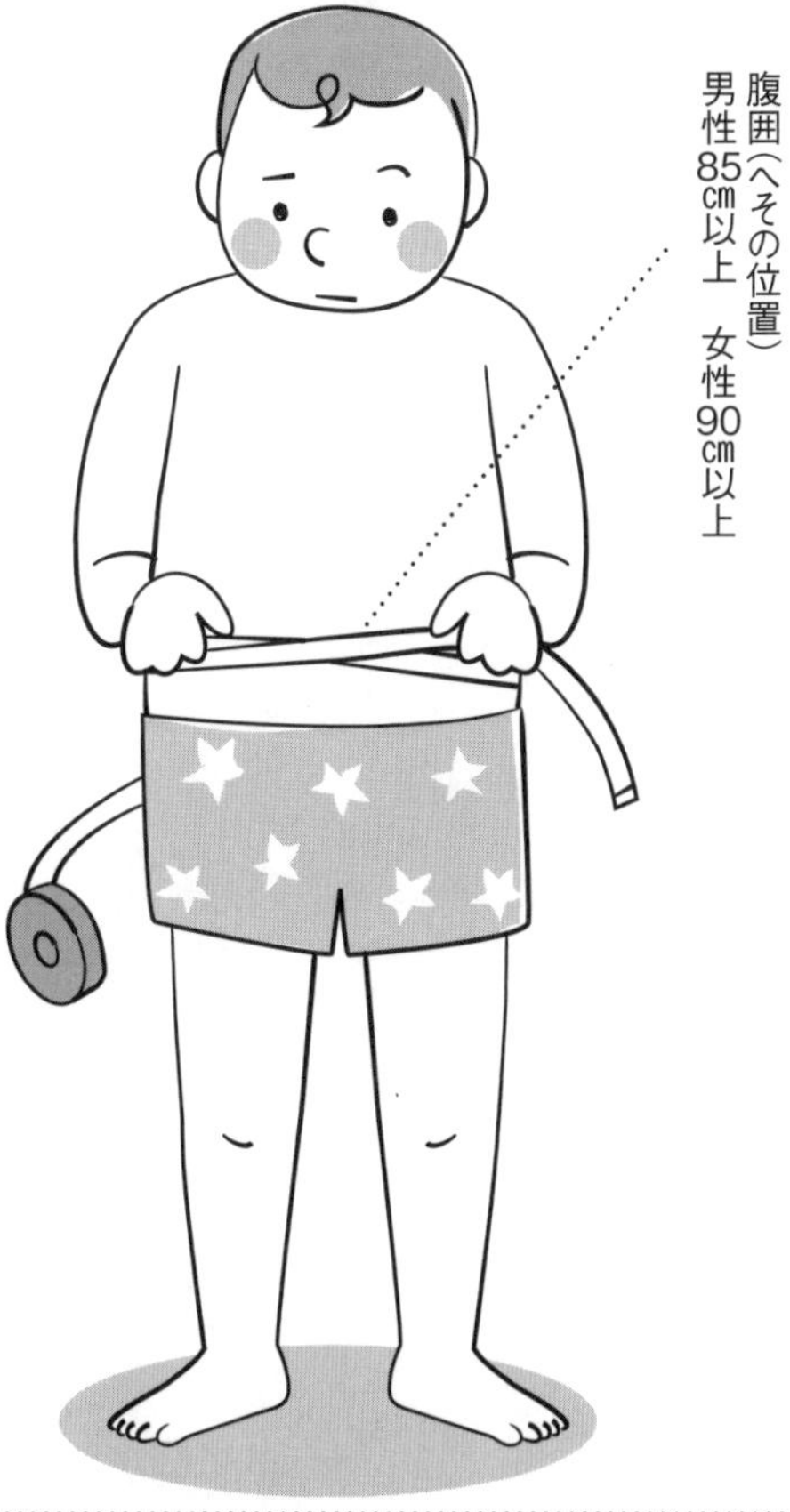

腹囲に加え、以下2項目以上該当する

①以下のいずれか、または両方該当する
中性脂肪150mg／dL以上、HDLコレステロール値40mg／dL未満
②以下のいずれか、または両方該当する
収縮期血圧(上の血圧)130mmHg以上、拡張期血圧(下の血圧)85mmHg以上
③空腹時血糖値　110mg／dL以上

メタボリックシンドロームは、脳梗塞や脳出血、心筋梗塞を発症しやすくなる。

コレステロール値も下がる

メタボの診断基準にもあるように、コレステロールと血圧は生活習慣病とのかかわりが深く、糖尿病患者の多くは、コレステロール値や血圧値が高いものです。

コレステロールとは血液中に含まれている脂質のことです。血液中の脂質には、コレステロール以外にも、中性脂肪、遊離脂肪酸と呼ばれるものがあり、これらは体を健康に保つために欠かせません。細胞やホルモンの材料となっているほか、体の機能を調整する、エネルギーを貯蔵するなどの働きを担っているからです。

これらの脂質は、肝臓でつくられたり、食事から摂ることで、血液のなかでバランスよく保たれています。しかし、食べ過ぎたりしてこの均衡が崩れると、脂質異常症を招きます。これは、血液中のＬＤＬ（悪玉）コレステロールと中性脂肪が増え過ぎ、ＨＤＬ（善玉）コレステロールが少なくなった状態です。

糖尿病でＬＤＬコレステロールが１６０㎎／dL以上の場合、１００㎎／dL未満の人よりも、３・７倍も心血管障害が起こりやすいとされています。

コレステロールの誤った認識

「卵はコレステロール値を上げる」というのは大間違いです。詳しくは第3章で解説しましたが、卵ではコレステロール値は上がりません。私のクリニックの患者さんたちがそれを証明してくれています。むしろ、炭水化物をたくさん摂っている人のほうが、コレステロール値も中性脂肪値も上がってしまいます。

また、最近では、単純にLDLコレステロールの値が高いからよくない、という捉え方をしなくなりました。LDLコレステロールとHDLコレステロールの比率が重視されるようになったのです。

その比率は、「LDLコレステロール値」÷「HDLコレステロール値」で算出され、目安は次の通りです。

①1・5㎎／dL以下……健康な状態

②2・0〜2・4㎎／dL……動脈硬化が疑われる

③2・5㎎／dL以上……血栓ができている可能性がある。心筋梗塞のリスクが高い

血圧が安定、血管病が予防できる

糖尿病の40〜60%の人が高血圧です。糖尿病の人が高血圧になるリスクは、そうでない人の2倍といわれています。糖尿病だと、なぜ、血圧が高くなるのでしょう?

理由は3つ。ひとつめは、高血糖の状態が続くと、恒常的に血液中の糖の濃度が濃くなってしまうからです。体はそれを調整するために、水分を細胞外に出したり、腎臓からの水分の吸収量を増やします。その結果、血液量が増えて血圧が上がるのです。

2つめは、糖尿病でインスリンの働きが低下すると、それを補うためにさらにインスリンが分泌され、「高インスリン血症」という状態になるから。この状態になると血管が広がりにくくなるうえ、血液量も増えるので、血圧が高くなります。

3つめは、糖尿病で肥満の場合、アドレナリンやノルアドレナリンなど、血圧を上げるホルモンが多くなるからです。さらに、糖尿病性腎症になると、腎臓から血圧を上げるレニンというホルモンが分泌され、さらに血液のろ過機能が低下してしまうので、血液の量が増え、高血圧になってしまいます。

糖尿病、高血圧は動脈硬化を促進させる

高血糖や高血圧の状態が続くと、動脈の内側にさまざまな物質がたまって、それが厚くかたくなることで動脈硬化が起こります。動脈硬化は、脳や心臓の血管に大きなダメージを与える原因になります。

糖尿病の人は、そうでない人に比べ、脳梗塞が2〜4倍、心筋梗塞は3倍以上発症リスクが高くなるといわれています。

また、**足の太い血管に起こる動脈硬化「閉塞性動脈硬化症」**にも注意が必要です。**糖尿病の人の10〜15%に起こる**もので、傷の治りがよくないため、潰瘍や壊疽まで進行すれば、足を切断しなければなりません。

このように、糖尿病、脂質異常症、高血圧は、相乗効果で悪くもなりますが、反面、ひとつがよくなることで、すべてを解決できるものでもあります。

私のクリニックには、栗原式食事療法と運動で、糖尿病の薬が減ることとあわせて、降圧剤や高脂血症の薬がいらなくなった患者さんがたくさんおられます。

■インスリンを分泌する膵臓の働きがよくなる

糖尿病は、インスリンの働きが悪くなって起こる病気だということはご存じですね。ここでは、インスリンを分泌する「膵臓」について少し解説したいと思います。

膵臓は15㎝ほどの横に長い木の葉のような形をした臓器で、胃の裏側にあります。主な働きは、食べものを消化するための膵液をつくって十二指腸に送ること。そして、ランゲルハンス島から血液中の糖をコントロールするホルモンを分泌することです。

ランゲルハンス島では、2つの細胞から異なるホルモンが分泌されています。そのひとつが、β細胞から分泌される、血液中の糖を減らす働きをするインスリン。もうひとつはα細胞から分泌される、血液中に糖を増やす働きをするグルカゴンです。この2つのホルモンがバランスをとりながら、血液中の糖の濃度を調整しています。

血液中の糖が増えることで、インスリンを大量に放出していると、膵臓のランゲルハンス島β細胞だけが疲弊《ひへい》し、働きが悪くなってしまいます。

インスリンの分泌を抑える食べ方で膵臓を守る

インスリンが分泌され尽くして、枯渇してしまう前に**血糖値をコントロールできれば、膵臓のランゲルハンス島β細胞の機能も回復して、再度、インスリンが分泌されるようになります。**

そのために効果的なのが、本書で紹介している、カカオ70%以上のチョコレートを食前に食べること、ベジ・ファースト、糖質のちょいオフです。この食べ方に変えるだけで、インスリンの分泌量を減らすことができます。

血糖値が上がらなければ、インスリンのムダづかいをしなくてすむうえ、余分な脂肪も減っていくので、徐々に膵臓の機能も回復していきます。膵臓の機能が回復し、インスリンの働きが戻れば、糖尿病克服はもう目の前です。

私のクリニックの患者さんには、血糖値を上げない食べ方を実践し、血糖値を下げることに成功した人が大勢います。

■肝臓の働きがよくなり脂肪肝が解消する

私が肝臓の研究をはじめたのは40年ほど前のことですが、そのころは肝臓に脂肪がつくのは、「お酒の飲み過ぎ」が主な原因で、肥満や糖尿病は危険因子くらいに考えられていました。しかし、研究を進めていくうちに、脂肪肝の患者さんのなかには、まったくお酒を飲めない人もいることがわかってきました。

脂肪肝の原因は、たしかにお酒も関係しているかもしれないが、私はもっとほかに根本的な原因があるのではないかと思うようになりました。そこで詳しく調べてみると、**脂肪肝の患者さんの多くは中性脂肪値が高いことが判明**したのです。

中性脂肪が高くなる原因、それは糖質の過剰摂取です。なぜならば、中性脂肪は食事から摂った糖質が分解されてできるものだからです。

脂肪肝の危険因子である2型糖尿病も、糖質の過剰摂取が原因です。この2つの病気には共通点があったのです。

第1章でも述べた通り、日本人は糖質を摂り過ぎています。摂取量を減らすことができれば、糖尿病や脂肪肝の克服につながると、私は確信しています。

糖尿病と脂肪肝は切っても切れない関係

糖質の過剰摂取という共通点のほかにも、糖尿病と脂肪肝は切っても切れない関係にあります。

血液中に糖が増えると、血管内は余った糖によりベタベタになって血流が悪くなります。この状態が続くと動脈硬化が起こり、脳梗塞や心筋梗塞の原因になることは、すでに述べました。

これを防ぐために、体は膵臓（ランゲルハンス島のβ細胞）からインスリンを分泌し、血液中の余分な糖を肝臓に送ります。

肝臓は非常時のために、糖を中性脂肪に変えてストックしておきます。このため、血液中の糖が増えれば増えるほど、その糖は肝臓に送られ、中性脂肪となってどんどんため込まれていくことになります。

これが脂肪肝の原因です。

そして、糖尿病になると、「インスリン抵抗性（インスリンの働きが悪くなる状態）」と呼ばれる状態になります。こうなってくると、今度はインスリンが分泌されないために、肝臓は中性脂肪が足りないと判断して、体中から中性脂肪を集め出します。その結果、肝臓には余分な中性脂肪がますますたまってしまうことになります。

これが第2の脂肪肝の原因です。

糖尿病と脂肪肝が深く関係していることは、糖尿病の合併症による死因の第1位が肝疾患であることからも明白です。

糖尿病と診断されたら、肝臓の機能にも十分注意しておく必要があります。

中高年女性のNASHの危険

第3章でも少し触れましたが、NASH（ナッシュ＝非アルコール性脂肪肝炎）についてもう少し詳しく解説したいと思います。

NASHの前段階として、NAFLD（ナッフルディー＝非アルコール性脂肪性肝疾患）があります。ここからもっと悪い状態に進行してしまうとNASHになるのですが、その確率は全体の30％程度と考えられています。

現在、推定でNAFLDと診断されている患者数が1000万人、NASHは300万人です。

なぜ、ここでこの数字を出したかといえば、**NASHになった人のうち、5〜13年の間に肝硬変を発症する人は30％にも**上り、肝硬変から肝臓がんへ進行して命にかかわる危険性が高くなるからです。

お酒を飲まないからと安心できません。

NASHは女性に圧倒的に多いので、結婚当時より奥さんが太ってきたら要注意。幸せ太りならいいのですが、NASHへの道を歩んでいる可能性もあります。

日本人は糖質を多く摂り過ぎていることは、再三述べてきました。では、なぜ女性にNASHが多いのか？　それは中高年の女性が一般的によく食べているメニューから推察することができます。

私が行った調査でわかった主なメニューを次に紹介します。

◎朝食＝トーストと果物
◎昼食＝麺類（ラーメン、焼きそば、うどん、パスタ）
◎おやつ＝おまんじゅうやケーキなどの甘いお菓子
◎夕食＝ごはん、汁物、野菜の煮物

一見、バランスは悪くないようにも感じますが、明らかに糖質の摂り過ぎです。パンや麺類、ごはんなどの炭水化物には、糖質が多く含まれています。果物はビタミン豊富で健康的に思えますが、果糖が多く含まれます。おやつは砂糖のかたまりです。そして、野菜のなかにも糖質の多い、いも類やかぼちゃなどがあります。

これでは中性脂肪がドンと増えて当然。中高年の女性にNASHが多いのもうなずけます。さらに、中高年になると、女性ホルモン（エストロゲン）の分泌も低下し、内臓脂肪を燃やしにくくなるため、太りやすくなります。糖質を摂り過ぎると血糖値を上げ、糖尿病もNASHの危険性も増大します。

糖尿病とNASHは相関関係にあるといえますから、糖質をカットすれば、ともによくなることは間違いありません。

「ダイエット脂肪肝」に要注意！

さて、今までは中高年に限った話をしてきましたが、じつは、若い女性にも脂肪肝の危険性があります。

近年、若い女性が脂肪肝になる原因のひとつに、ダイエット目的の糖質制限があります。糖質を極端に減らし、短期間に何キロも体重が減ってしまうと、肝臓に蓄積されていた中性脂肪が急激に減少します。すると、本能的に飢餓に備えて体中のいたるところから中性脂肪を肝臓に集めるので、結果的に肝臓に脂肪がたまってしまうのです。これを「低栄養性脂肪肝」または「ダイエット脂肪肝」と呼んでいます。

私が糖質制限を「ちょいオフ」にしているのもこのためです。

糖尿病では糖質をカットして体重を減らすことは大切ですが、減量の目安はひと月でせいぜい５００g～１kgくらい。一度に減量するのではなく、**コンスタントに体重を落としていくことが大切**なのです。そうすれば、**糖尿病も脂肪肝の改善も無理なく、効果的に行うことができます。**

■認知症の予防にもつながる

年を重ねていけば、誰でも物忘れが増えていきます。そこで気になるのが認知症。内閣府の調査によると、2012年の認知症の患者数は462万人で、65歳以上の7人に1人の割合となっています。そして、高齢化が進むなか、2025年にはその患者数が、700万人となり、5人に1人の割合にのぼるとされています。

そして、**糖尿病の人は、そうでない人に比べ、2〜4倍も認知症（アルツハイマー型・脳血管型）発症リスクが上がる**と、日本糖尿病学会では報告しています。

ほかにも、アルツハイマー型の認知症について、九州大学が福岡県久山町の協力のもと、「生活環境と病気の関連性についての疫学調査（久山町研究）」を行っています。

研究の結果、糖尿病にかかっている人はかかっていない人に比べ、およそ2倍もアルツハイマー型認知症にかかるリスクが高いことがわかりました。ちなみに、アルツハイマー型認知症は、脳の細胞に「アミロイドβ」という異常たんぱく質が蓄積して、脳のなかで信号が伝わりづらくなって起こると考えられています。

また、今までインスリンは、膵臓のみでつくられていると思われていました。しかし、久山町研究により、インスリンは脳でもつくられていて、脳の神経細胞のエネルギーとなる糖を効率よく利用するために使われることもわかりました。アルツハイマー型認知症患者の脳ではアミロイドβが蓄積して、脳のインスリン生産機能が落ちてしまうため、脳の神経細胞が糖を効率よく利用できずに、その働きが低下したと考えられると、研究は結論づけています。

加えて、脳でつくられるインスリンはアミロイドβを脳から排出し、蓄積するのを防ぐ役割をしていることもわかりました。膵臓でつくられるインスリンが、血糖をコントロールして糖尿病を防いでいるのと同様の役割です。このことから、アルツハイマー型認知症は「脳の糖尿病」、「3型糖尿病」とも呼ばれるようになってきています。

将来、アルツハイマー型認知症にならないためにも、糖尿病を改善することは重要です。糖尿病が改善すれば、認知症のリスクも下がるのですから、ぜひ、栗原式の食事法と運動法で、糖尿病対策に取り組んでください。

■6つの生活改善で糖尿病は治る！

私は、糖尿病を含めた生活習慣病の治療は、なかなか一筋縄ではいかないということを感じています。それは、名前に示された通り、その人が長い間繰り返してきた習慣をまったく違ったものに変えなければならないからです。

「糖尿病になったから、明日からこうしてください」といわれても、しっかりと意識していないと、長年しみついた習慣はたやすく変えられるものではありません。

そこで私は、誰にでも習慣が変えられそうな、また意識的にすんなり受け入れられるような方法を治療にとり入れてきました。それが本書にあげた**糖尿病を克服し、薬を捨てるための6つの生活改善法**です。どれも複雑な計算が必要だったり、特別な道具を必要とするものではありません。

なぜ、この6つに絞ったかといえば、あれもしなさい、これもしなさいと、どんどん増やしていけば、面倒になって、誰もやらないからです。

最後に、ダメ押しで6つの生活改善法をあげておきます。復習を含めてしっかりと覚え、ぜひ実践してください。

①食前に70％以上カカオを含むチョコレートを5g食べる

三度の食事の前に高カカオチョコレート（カカオ70％以上）**を5g食べる。**おやつがほしくなったら、1日2回、5gずつ高カカオのチョコレートを食べていい。

②食事はベジ・ファーストで

食事のはじめに野菜を食べる。野菜のほかに、きのこや海藻などもお勧め。ただ、糖質（デンプン）の多いじゃがいもやかぼちゃなどの野菜は控える。

③野菜の次は肉を食べる

肉はカロリーが高くても、血糖値を上げる食品ではないので、血糖値の急上昇に結びつかない。とくに、鶏肉や牛や豚の赤身肉は、筋肉をつくる材料になるので、年を重ねてからは、ぜひ毎日食べてほしい食品。

④卵を毎日食べる

卵はコレステロールを上げるというのは間違い。完全栄養食品と呼ばれる卵は、最低でも1日1個は食べたい。できれば2、3個食べる。

⑤ごはんなどの主食はちょいオフする

ごはんなどの炭水化物は、血糖値を急上昇させる。あとまわしにすることで過食を防ぎ、主食の10％のカットができる。炭水化物メインの1品料理、天丼、カツ丼などの丼物、そば、うどん、ラーメンなどには注意。

また、食べ順を変えることで、食後に果糖や砂糖を含む果物やお菓子を控えられる。

⑥「スロー・スクワット」を朝晩5回ずつ行う

肉を食べて筋肉の材料が補給されたところでスクワットをすれば、脂肪燃焼効率のいい体に変えることができる。

糖尿病はいったん血糖値が下がっても、油断しているとすぐにまた高い状態に逆戻りしてしまいます。とくに、旅行などでいつもと違う環境におかれると、ついこの6つを忘れてしまいます。油断大敵と覚えておきましょう。

薬を捨てるために注意したいこと

糖尿病ですでに薬を服用している人にとっては、「薬を捨てる」のはたやすいことではありません。しかし、確実に人の寿命は延びています。人生の終盤を想像してみてください。薬漬けで人の助けを必要としながら不自由な思いをして暮らすのと、薬を捨て、人に頼らず笑って暮らすのとでは大きな違いがあります。第2の人生を見据えたうえで、現在の健康状態と正面から向き合い、糖尿病改善にとり組んでください。

最後に、常識的なことになりますが、糖尿病を改善するために心がけてほしい点を2つあげておきます。

まず、禁煙。タバコががんの最大の危険因子であることは周知の事実ですが、**動脈硬化を加速させるので、糖尿病にもよくありません。タバコはすぐにやめてください。**

次に、**40歳を過ぎたら、定期的に健康診断を受けてください。**自営業や主婦などでも、国民健康保険に加入していれば、40～74歳までは特定健診・特定保健指導の対象です。生活習慣病は年齢が若いほど改善しやすいのです。

【症例5】

チョコレートとスクワット、肉で肝機能も改善！　66歳　女性

65歳を過ぎて地下鉄の階段がきつくなり、エスカレーターに頼るようになったEさん。そのころから筋肉が減ってきたと感じていたそうです。そのことを裏打ちするかのように、健康診断の結果は、アルブミン量が4・0g／dLに減少していました。

Eさんは、糖尿病で来院された患者さんです。私の指導にしたがって、カカオ70%以上のチョコレートを5gずつ、1日に5回食べ、「スロー・スクワット」にも真面目にとり組んだのですが、ヘモグロビンA1cの値は、いっこうに下がりません。

地下鉄の階段をきつく感じることや、健康診断でのアルブミン量の数値から、筋肉量が減少していることが推察できました。筋肉の材料となるたんぱく質は、体重1kg当たり1g必要です。現在の食生活でたんぱく質が足りていないのではないかと思い、アルブミン量4・5g／dLを目指すため、牛や豚の赤身、鶏のササミやムネ肉を、毎日100gずつ食べるように指導しました。

たんぱく質の50％を占めるアルブミンは、筋肉の原料そのものです。「スロー・スクワット」を行うにも、アルブミン量が多いほど脂肪燃焼効果が高まり効率的です。

Eさんのように、65歳を過ぎたころから筋肉は自然に減少していきます。糖尿病を改善するためには、アルブミン量の低下を招かないように注意しつつ、常に、食事内容に気をつけることが重要です。肉を食べて筋肉量が増えれば、糖の燃焼効率が上がり、ヘモグロビンＡ１ｃの低下につながります。

Eさんも、肉を積極的に食べたことで、アルブミン量が４・６ｇ／dLに上昇。２カ月後には、ヘモグロビンＡ１ｃも６・８％から、５・６％と基準値まで下がりました。

それればかりか、肝機能の目安となるＡＬＴ値も、54Ｕ／Ｌから28Ｕ／Ｌと正常高値内に収まり、脂肪肝も改善しました。

脂肪肝が改善することで、インスリンの働きもよくなります。肉を食べて筋肉量を増やして脂肪を燃やすことができたため、肝機能も改善、糖尿病にもいい効果を生み出した例といえます。

糖尿病の薬にも副作用が！

ひとくちに糖尿病の薬といってもさまざまな種類があります。それらの主な働きは、インスリンを出しやすくする、インスリンの効きをよくする、血液中に糖が増え過ぎないようにコントロールするなどです。医師は患者さんの状態を診て、これらを組み合わせて処方します。私のところにきた患者さんのなかには、すでにほかの病院で数種類の薬を処方されている方がいましたが、あまり増え過ぎると、本人も何の薬かわかっていないことが多いものです。

「食事療法や運動療法はキツイから、薬で何とかなれば……」

こんな考えは厳禁！

どんな薬にも、多かれ少なかれ副作用があります。

糖尿病の薬では、血糖値が高くないときに血糖値を下げて低血糖状態になったり、血糖値は下がったけれど食欲が亢進して体重が増え、肥満になってしまったり。薬は体にとっては異物なので、安易に頼るのは危険です。

本書のテーマでもある**「薬を捨てる」勇気を持って、薬に頼らずに糖尿病を改善する生活に切り替えてください。**

著者
栗原　毅（くりはら　たけし）
北里大学医学部卒業。医学博士。消化器内科、とくに肝臓病学を専攻し、40年間臨床に携わる。東京女子医科大学消化器病センターにて研鑽を積む。東京女子医科大学教授、慶應義塾大学教授を歴任。2008年より栗原クリニック東京・日本橋の院長となる。遠隔医療のパイオニアであり、「血液サラサラ」の名づけ親としても知られる。脂肪肝、糖尿病、脂質異常症などの生活習慣病の予防や啓蒙活動に力を注いでいる。日本肝臓学会専門医、日本内科学会認定医、日本未病システム学会認定医等。日本血管血流学会理事、日本消化器病学会評議員、日本抗加齢医学会評議員、日本肝臓学会東部会評議員、日本未病システム学会評議員等。『脂肪肝はちょっとしたコツでラクラク解消する』（河出書房新社）、『体の健康備忘録』（宝島社）など著書・監修書多数。

薬を捨てる　糖尿病を治す

二〇一八年一一月一二日　第一版　第一刷

著者……栗原　毅
発行者……後藤高志
発行所……株式会社　廣済堂出版
〒一〇一―〇〇五二　東京都千代田区神田小川町
二―三―一三　M&Cビル7F
電話　〇三―六七〇三―〇九六四（編集）
FAX　〇三―六七〇三―〇九六二（販売）
　　　〇三―六七〇三―〇九六三（販売）
振替　〇〇一八〇―〇―一六四一三七
URL　http://www.kosaido-pub.co.jp
装丁……盛川和洋
印刷所
製本所……株式会社　廣済堂

ISBN978-4-331-52189-2　C0295